U0206869

中国社会科学院陆家嘴研究基地

Lujiazui Institute of Chinese Academy of Social Sciences

基地报告

REPORT OF LUJIAZUI INSTITUTE,CASS

总编■李 扬 主编■殷剑峰 副主编■何海峰

第6卷

阎建军 等■著

医药卫生体制改革与上海健康保险交易所设立构想

社会科学文献出版社

SOCIAL SCIENCES ACADEMIC PRESS (CHINA)

目录
CONTENTS

前　言

一　研究意义

健康保险交易所是国际医改"第三条道路"的载体，是政府和市场两种机制的结合，它首先为 OECD 医改的典范——瑞士和荷兰医改采用，2009 年又为美国奥巴马医改采用。以健康保险交易所为平台，既实现了基本医疗保障的全民覆盖，又能够发挥私营健康保险提升医疗服务市场效率、控制医疗费用膨胀的功能。

自 20 世纪 90 年代以来，中国医改在"政府主导"与"市场主导"两种思路之间几经反复，目前又退回到以"基本药品价格管制"、"政府在公立医院改革中对医生实施量化管理"和"基层医院公益化"为特征的政府主导老路。我国医改已进入深水区，亟待探索新模式和理论突破。设立健康保险交易所，可以为中国医改探索新路，建立把医改双目标有机结合的微观机制。

中国保险业的转型需要突破口，在上海设立健康保险交易所，将推动保险业更深地融入医药卫生体系，做强保障主业。

未来十年乃至三十年，上海基本医疗保险基金面临较大赤字压力。设立健康保险交易所，实现基本医疗保险的市场化运营，有助于控制医药费用膨胀，缓解财政压力。

设立健康保险交易所，还有助于推进上海市"四个中心"建设。一是有助于打造现代医疗服务体系，推进上海加快发展成为东亚乃至亚洲的医疗服务业中心。二是有助于推动上海成为东亚乃至亚洲的健康保险业中心，对完善上海国际金融中心的地位具有重要意义。

二　研究框架与主要内容

本研究旨在把保险创新与解决医改难题相结合，分析上海市设立健康保险交易所对全国医改的突破性意义，并初步提出可行性方案。本研究分为以下六章。

第一章探讨健康保险交易所的产生背景。传统上，英国、美国和德国分别是基本医疗保障制度政府主导模式、市场主导模式和社团主导模式的代表。从2007年到2012年，基本医疗保障制度的三个代表性国家先后通过了医改法案，上述各国的基本医疗保障制度已不存在纯粹的政府主导或是纯粹的私人领域主导，而是二者有机结合，走向"第三条道路"。第一章采取二维坐标分类方法，将基本医疗保障制度"第三条道路"的内涵界定为强制私营健康保险。探讨"第三条道路"兴起的原因，分析强制私营健康保险何以有助于达成医改双目标的内在逻辑。建立三边医疗市场分析框架，探讨私营健康保险控制医药费用膨胀的机理。并从实现医疗保障全覆盖出发，论述引入强制保险机制的必要性。

第二章探讨健康保险交易所的功能。健康保险交易所是医改"第三条道路"的载体。一是提供交易平台，实现强制保险与市场竞争的结合；二是提供风险平衡清算平台，化解"第三条道路"中"强制"与"私营"的内在矛盾。

第三章和第四章对各国健康保险交易所的实践进行比较分析，抽出其中的共性与个性，探讨健康保险交易所的原理和运作方式，尤其是探讨了健康保险交易所风险平衡机制的精算模型、实证模拟和效果，以资借鉴。

健康保险交易所的实践效果难以单独评价，第五章用医改"第三条道路"的实践效果对之进行反映。瑞士、荷兰和美国马萨诸塞州等国家或地区的医改较早推行了"第三条道路"，基于渐进改革理念的小规模试验提供了满足医改双目标的证据。走医改"第三条道路"需要一系列前提条件，健康保险交易所的重要职能是促使这些条件逐渐实现，这也是设计健康保险交易所的机制时需要着重考虑的因素。

第六章结合上海市医改实践，对上海市未来十年乃至三十年的医药费用和基本医疗保险基金状况进行测算。通过大量实地调研，总结我国的医改经验和不足，根据我国和上海市医改的路径依赖，提出设立上海健康保险交易所的方案。上海健康保险交易所的设立应遵循"先易后难、局部试点、渐进改革、统筹兼顾"的原则，实现用人单位和个人参保的平滑过渡。方案论述了设立上海健康保险交易所应当关注的优先顺序、工作机制和制度框架。制度框架包括六个重点领域，分别是交易所的定位、设置方式与组织结构、保障范围与交易主体、交易标的、医保谈判机制和风险平衡机制。

毋庸置疑，以上方案仍是初步的，有待未来进一步研究和细化。本书研究框架如图1所示。

全书各部分的撰写人员为：第一章、第三章、第五章、第六章和附录一（阎建军），第二章（阎建军、娄宇），第四章（阎建军、何毅、黄昊天、宋雪荣），附录二（阎建军、宋雪荣）。

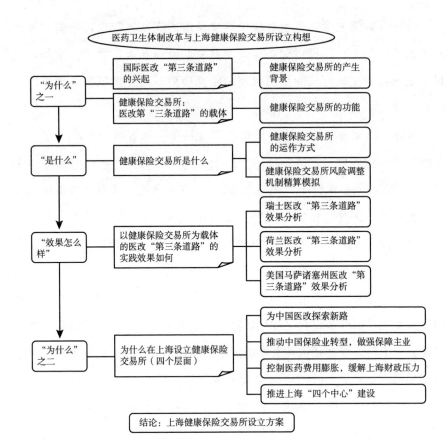

图 1　研究框架

第一章

健康保险交易所的产生背景：
国际医改"第三条道路"兴起

健康保险交易所是国际医改"第三条道路"的载体，因此，当探讨主要国家的全民医保改革为何引入健康保险交易所时，逻辑起点应是解释进入 21 世纪后国际医改"第三条道路"的兴起。

第一节　进入 21 世纪后国际基本医疗保障制度改革
趋同：走向"第三条道路"

在现代社会，资源配置的方式大致有三种，分别是政府、市场和公民社会。与之相对，到 20 世纪末，国际基本医疗保障制度主要有三种代表性模式[①]：第一，政府主导模式，以英国为代表；第二，市场主导模式，以美国为代表；第三，社团[②]主导模式，以德国为代表。

[①] 丁纯（2009）把新加坡医疗储蓄账户模式作为一种典型模式，本书没有将其列为研究对象。新加坡中央公积金计划中的医疗储蓄账户（Medisave Account），实质上是一种应对医疗风险的强制个人储蓄制度，产权私有，强调自我保障，不能有效分散个人疾病风险。新加坡大病医疗保险计划——健保双全计划（Medishield）及其补充计划基于中央公积金体系筹资，由个人自愿投保并承担较高自付额，中央公积金局只管理标准健保双全计划，其他计划由私营保险机构管理（赵斌、严婵，2009；王勤，2007）。无论医疗储蓄账户还是大病医疗保险计划，都是公私成分的有机结合，与本书的研究对象——基本医疗保障制度"第三条道路"并无矛盾之处，因而不影响本书的论证及其结论。

[②] 社团是公民社会的主体。

按照哈贝马斯（1999）对公共权力领域和私人自治领域的划分，可以进一步把基本医疗保障制度的典型模式区分为两条道路：第一，政府主导的全民医保道路；第二，私人领域主导的医保道路。这里的私人领域包括市场和社团。

进入 21 世纪后，从 2007 年到 2012 年，基本医疗保障制度的三个代表性国家（英国、美国和德国）先后通过了医改法案，上述各国的基本医疗保障制度已不存在纯粹的政府主导或是纯粹的私人领域主导，而是二者有机结合，走向"第三条道路"。

（一）美国基本医疗保障制度改革：走向"第三条道路"

1. 奥巴马医改之前，美国自愿私营健康保险在覆盖面上占主导地位

在美国，政府提供的基本医疗保障计划包括三类，分别是联邦医疗照顾计划（Medicare）、医疗救助计划（Medicaid）以及军人医疗保健计划。联邦医疗照顾计划面向 65 岁及以上的老人、65 岁以下的严重残障人士及需要做肾脏透析的病人等。医疗救助计划面向贫困个人以及低收入家庭。绝大多数美国人被排除在政府医疗保障计划之外，只能通过购买私营健康保险①获得基本医疗保障。

2009 年，在总计 3.04 亿美国人口中，私营健康保险参保人数为 1.94 亿，占总人口的比例达 63.8%；政府医疗保障的参保人数为 9317 万，占总人口的比例达 30.6%；此外，还有 5067 万人没有任何医疗保障。1987～2009 年，私营健康保险参保人数占全国总人口的比例平均为 70% 左右，政府医疗保障参保人数占全国总人口的比例平均为 25% 左右（见图 1-1）。

---

① 私营健康保险包括营利性的商业健康保险和非营利机构运营的健康保险。

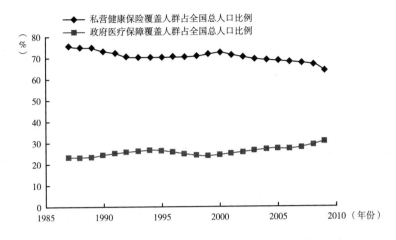

**图 1 - 1 1987～2009 年美国私营健康保险和政府医疗保障
覆盖人群占全国总人口比例**

资料来源：U. S. Census Bureau（2009）。

2. 奥巴马医改：健康保险从自愿私营走向强制与私营相结合

2010 年 3 月，在奥巴马政府推动下，患者保护与可负担医疗法案
（*The Patient Protection and Affordable Care Act*，PPACA）被签署为法律。奥
巴马医改法案既实现了医疗保障的强制全覆盖，使以中低收入阶层为主的
4000 多万名没有健康保险的国民终于可以享有医疗保障，又保留了私营
体制在基本医疗保障覆盖面上的主流地位。其主要内容有以下两方面。

（1）引入强制保险。

强制参保的要求。从 2014 年开始，符合条件的每一名美国公民都必
须投保，否则将被处以罚款。对个人的年度罚款将按照以下日程表实施：
2014 年为 95 美元，2015 年为 325 美元，2016 年为 695 美元。对家庭的年
度罚款不超过对个人年度罚款的 3 倍，或 2014 年家庭收入的 1%，2015
年家庭收入的 2%，2016 年家庭收入的 2.5%（Kaiser Family Foundation，
2010d）。以下特殊群体免于强制参保：收入的 8% 少于最低成本的健康险
计划保费支出的人群；收入低于个人所得税申报起点的人群（2009 年税

法规定的申报起点是个人 9350 美元，已婚夫妇家庭 18700 美元）；印第安人、非法移民等特殊群体。为了帮助中低收入人群购买保险，从 2014 年开始，美国政府对收入处在联邦贫困线水平 133%～400% 的个人和家庭以退税、税收抵免等形式进行保费补贴。拥有不少于 50 名全职员工的雇主应当为其雇员购买团体保险，如果有全职雇员通过当地的健康保险交易所单独投保并获得保费资助，该雇主将面临罚款，罚金是以下二者的较小者——为每名通过当地的健康保险交易所单独投保并获得保费资助的全职雇员缴纳 3000 美元，或者为扣除 30 名全职员工之后的每名雇员缴纳 2000 美元（Kaiser Family Foundation，2010c）。

强制承保的要求。PPACA 规定私营保险机构不得以客户健康状况为由拒保或收取高额保费。一是禁止私营保险机构基于健康状况进行区别定价。二是对保险公司基于年龄和健康习惯实施的区别定价幅度加以限制。例如，老人的费率不得超出年轻人费率的 3 倍①，吸烟者的费率不得超出不吸烟者费率的 1.5 倍（Kaiser Family Foundation，2012d）。三是要求私营保险机构在保单上提供终身保障条款。除非投保人欺诈，禁止保险机构解除合同。四是把保险等待期限制在 90 天之内（从 2014 年 1 月 1 日起）。五是保险机构提高健康险保费将受到审核（Kaiser Family Foundation，2010c）。六是 2010 年以后，所有保险公司不仅要公布医药费用赔付支出，还要公布其他费用支出。从 2011 年起大型团体保险计划的医疗赔付率不低于 85%，小型团体保险计划和个人保险计划的医疗赔付率不低于 80%，否则要求保险公司退还一定的保费（朱铭来等，2010）。

（2）完善私营保险竞争机制。

设立健康保险交易所。那些被排除在政府医疗保障计划之外而又不能获得雇主保险计划的人可以通过保险交易所购买基本医疗保障。交易所最

---

① 把不同年龄组保险费率的浮动幅度限制在 3∶1 的范围内。

初主要为个人和小型雇主购买健康保险计划提供服务，在实施几年后，可以向大型雇主开放。交易所建立了统一的承保和费率规则，推行健康保险计划的标准化，实现众多私营保险机构健康保险计划的集中上市，增强了市场竞争。交易所还对拟上市的健康保险计划进行合格认证，减少了参保人的交易成本。

建立风险平衡机制。美国全部人口中的医药费用分布是高度不对称的，在强制私营健康保险的运营中，法律要求私营保险机构不得基于健康状况进行区别定价，这将导致一部分私营保险机构因为接受过多高风险投保人而出现高赔付现象，因此有必要建立风险平衡机制对接受高风险投保人的私营保险机构进行补偿，为私营保险机构之间的公平竞争创造条件。

（二）德国基本医疗保障制度改革：走向"第三条道路"

1. 2007 年德国医改之前："部分强制 + 有限竞争"的基本医疗保障制度

德国通过社会法典确立了以法定健康保险为主、商业健康保险为辅的医保体系。疾病基金会（Sickness Funds）是法定健康保险的运营机构，它是公法法人性质的非营利民间社团，按区域或行业等设立。2007 年 3 月，法定健康保险覆盖了德国人口的 88%，约 7034 万人；商业健康保险大约覆盖了德国人口的 10%，约 840 万人（丁纯，2009）。

2007 年，德国法定健康保险赔付额为 1454 亿欧元，占德国卫生总费用的 57.2%。2005 ~ 2009 年，德国法定健康保险赔付额占全国卫生总费用的比例都在 56% 以上（见表 1 - 1）。

在 2007 年德国医改之前，德国基本医疗保障制度的特征可以概括为以下两个方面。

表 1-1　德国卫生费用

单位：10亿欧元

年份	1980	1990	1995	2005	2007	2008	2009
卫生总费用	98.5	155.4	187.1	240.5	254.3	264.5	278.3
其中：							
法定健康保险赔付			112.5	135.9	145.4	151.5	160.9
商业健康保险赔付	—	—	14.3	22	23.5	24.9	26

资料来源：*Statistical Yearbook of German Insurance 2011*。

（1）部分强制保险。

中低收入人群（2008年为4012欧元/月以下）必须参加法定健康保险，保费由雇主和雇员各承担一半。德国高收入人群不被强制参加法定健康保险，可自由选择参加法定健康保险或商业健康保险，但一旦选择参加商业健康保险，就不得随意退出而加入法定健康保险。

（2）竞争受到过多限制。

自由竞争的核心内容应当有三方面：一是公平的游戏规则；二是参保人可以自由选择健康保险机构；三是健康保险机构可以自由选择医疗服务机构。在以上三个方面，德国健康保险体系存在竞争不充分问题。首先，游戏规则不公平。1992年实施的德国医改法案在法定健康保险体系中引入风险平衡机制，主要考虑年龄、性别、丧失工作能力等因素，没有考虑疾病因素的影响，导致各疾病基金会之间产生不公平竞争，诱发各疾病基金会的"撇油"行为，即争夺疾病风险较低的参保人。其次，参保人不可以自由选择商业健康保险机构。商业健康保险的老年医疗准备金不可携带，参保人一旦退出该商业保险机构，就将损失老年医疗准备金。老年医疗准备金制度为参保人自由选择商业健康保险机构造成障碍。最后，法定健康保险机构只能参加与医疗服务提供方缔结的集体合约，不可以自由选择医疗服务机构。

2. 2007年德国医改后："全体强制＋自由竞争"的基本医疗保障制度

2007年，德国颁布《法定健康保险强化竞争法》（*Statutory Health*

Insurance Competition Strengthening Act），主要内容包括以下两个方面。

（1）全体强制保险。

一是强制参保的要求。在《法定健康保险强化竞争法》实施之前，约有 20 万名德国人没有健康保险（Lisac et al.，2006）。从 2007 年 4 月开始，所有德国人必须参加传统法定健康保险或商业健康保险。同时，在商业健康保险中引入一种低廉的基本收费标准，为参保人提供可负担的基本医疗保障。二是强制承保的要求。疾病基金会有义务向参保人提供多种形式的健康保险合同，使参保人了解医疗网络和费用情况并进行选择。商业健康保险机构也有义务与参保人签订基本医保合同，不得拒保（郭小莎，2007）。

（2）强化自由竞争。

一是建立"以发病率为基础的风险平衡机制"（Morbidity-based Categories Complement），引入更加公平的竞争规则。"以发病率为基础的风险平衡机制"与"中央卫生基金"同时启动。该制度在原先风险结构补偿因子（主要考虑年龄、性别、丧失工作能力等因素）的基础上，加入了对疾病因子的考虑，能够更全面地分析影响医药费用支出结构的因素，从而使风险平衡资金在各疾病基金会之间进行更加公平的分配，推动医疗保险机构之间公平竞争，同时也为慢性病或重症患者得到更好的医疗服务创造了条件（L. Schang，2009）。上述疾病包括心血管病、糖尿病、艾滋病等。二是推动疾病基金会和商业健康保险机构之间展开公平竞争，规定二者都要向参保人提供基本健康保险合同。有学者建议，应实现疾病基金会和商业健康保险机构之间的广泛趋同（欧伯恩德，2007）。三是参保人可以自由选择商业健康保险机构。2007 年德国医改法案要求商业健康保险参保人的老年医疗准备金可携带，一旦参保人退出该商业保险机构，老年医疗准备金就可转入其选择的另外一家商业保险机构。四是引入选择性合约（Selective Contract）制度。疾病基金会可以参加集体合约，也可以自由选择医疗服务机构并与之签署选择性合约，以此推动管理式医疗。

（三）英国基本医疗保障制度改革：走向"第三条道路"

1. 2012 年医改之前：英国国家医疗保障主导模式

英国是世界上典型的实行国家医疗保障制度的国家，其医疗保障体系以国民健康服务（National Health Service, NHS）系统为主、以商业健康保险为辅（杨星，2009）。国民健康服务系统的经费主要通过一般税和国民保险税筹措（丁纯，2009）。政府负责管理医保基金，筹办公立医院，支付 NHS 医疗服务人员的报酬，并根据集体负责的原则，为全体国民提供近乎免费的全面医疗服务。通过国营化，NHS 系统把国民健康保险、医疗救助和医疗服务的提供混为一体。

截至 2011 年 9 月底，在英格兰①，国营化的 NHS 系统雇员达 135 万人，职业医务人员达 68.5 万人（见表 1 - 2）。

表 1 - 2　英格兰 NHS 系统的员工人数与结构（2011 年 9 月 30 日）

年份	2001	2005	2008	2009	2010	2011
全部人员	1109131	1298202	1308672	1365086	1373250	1353290
职业医务人员	545760	643219	661993	683703	684812	685066
医生	100319	122987	133662	140897	141326	143836
护士	320345	367581	368425	375505	373429	370327
设备技术人员	110241	134534	142455	149379	151607	152216
救护服务人员	14855	18117	17451	17922	18450	18687
辅助医务人员	298116	344971	334826	352583	356410	347064
基础支持人员	179783	220387	219064	236103	233342	219624
其他人员	85472	89625	92789	92697	98686	101536

资料来源：NHS Workforce：Summary of Staff in the NHS：Results from September 2011 Census，http：//www. ic. nhs. uk。

---

① 英国 NHS 系统包括英格兰、威尔士、苏格兰和北爱尔兰，其中英格兰 NHS 系统是英国 NHS 系统的主体部分。

据 NHS 2008 年公布的资料①，全英国的 NHS 系统每小时收到 360 次救护呼叫电话，每天接待 150 万名病人，全职的全科医生平均每人每周给 255 位患者治病。

2. 卡梅伦医改

2012 年 3 月，由英国卡梅伦政府推动的《健康与社会医疗法案》（*Health and Social Care Act*）获得签署后成为法律。卡梅伦政府实施医改的目的是通过强化 NHS 体系内部的竞争，提高国民健康服务系统的效率并削减开支。其主要内容可概括为以下四个方面。

（1）以民间社团为 NHS 运营的核心。

在英国各地成立医师受托管理公会（Clinical Commissioning Groups，CCGs），其性质是法定公众团体（Statutory Public Body），不准营利，实行会员制。② 全科医生（General Practitioners，GP）必须成为医师受托管理公会的会员，专科医生、专业护士和非专业人士也可加入。③ 医师受托管理公会成为 NHS 医疗基金的管理机构，负责掌管 NHS 的大部分预算，代表患者利益，对患者所需的医疗服务进行规划和设计，作为购买方向专科医生和医院等付费，签署专科和住院医疗服务合同并监督其执行，促进医疗服务整合。

医师受托管理公会的会员以全科医生为主体，原因有两个方面：首先，全科医生作为 NHS 的"守门人"，更加了解患者的需求和当地医疗资源，有能力维护患者利益，帮助患者选择性价比高的医疗方案；其次，可以构建激励兼容机制，英国全科医生属于私营性质，NHS 按照全科医生

---

① http://www.nhs.uk/Livewell/NHS60/Pages/Didyouknow.aspx.
② NHS Commissioning Board, Frequently Asked Questions Towards Establishment: Creating Responsive and Accountable Clinical Commissioning Groups Including Supporting Products, April 2012.
③ Local Government Association, Get in on the Act Health and Social Care Act 2012, p. 40. June 2012. www.local.gov.uk.

所签患者的数量，对其执行按人头付费的方案。如果全科医生愿意并能够维护患者利益，将获得更多的注册患者和相应的费用。

作为公众团体，医师受托管理公会的运行具有较高的透明度，依法公开举行会议，公布会议记录，并公布与医疗供给方的合同细节。医师受托管理公会的内部权力机构是治理委员会（Governing Body），治理委员会的理事除包括家庭医生外，还必须包括一位专科医生和一位注册护士，但为了避免利益冲突，这两位理事不得受雇于当地医疗机构。治理委员会的理事还必须至少包括两位医疗行业之外的人士，其中一位作为病人和公众的代表，另一位负责对医师受托管理公会的审计和利益冲突等内部治理事宜进行监督。这两位业外人士必须担任治理委员会的主席或副主席。

从全民医保的基金形态看，英国医师受托管理公会类似于德国的疾病基金会，二者主要在基金来源上有所不同，前者源于政府预算资金，后者源于会员缴纳保费。

除了医师受托管理公会之外，英国医改法案还要求设立全国性和地方性的医疗消费者组织——健康观察组织（Health Watch），促进公众积极参与 NHS 事务，对当地的医疗服务改革发表意见，根据消费者投诉进行有关维权活动。

（2）成立新的政府机构——NHS 管理委员会。

NHS 管理委员会（NHS Commissioning Board）负责对医师受托管理公会实施监管，负责管理初级医疗保健服务（Primary Care Services，见图 1 - 2），并要求英国医疗质量评估学会（National Institute for Health and Care Excellence）对各地医师受托管理公会的管理质量和效果进行评估。

（3）减少中央集权。

将 NHS 的公共卫生职能交给地方行政当局负责。减少 NHS 的官僚层级，取消 151 家初级卫生保健信托机构（PCT）和 10 家战略卫生署（SHA），由医师受托管理公会取而代之（此法案只限于英格兰）。

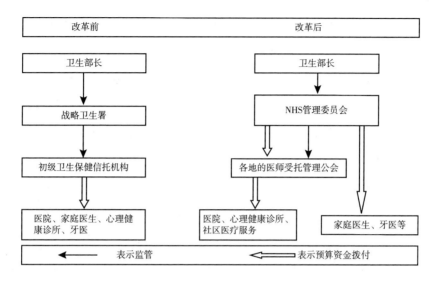

图 1 - 2 卡梅伦医改前后 NHS 组织体系对比

资料来源：BBC Analysis：The NHS shake-up，http：//www.bbc.co.uk/news/3 Apr 2012。

（4）加强医疗机构之间的竞争。

所有的 NHS 医院都成为基金会信托机构，为了从医师受托管理公会获得合同而相互竞争。鼓励私立医院与 NHS 就病人和服务展开竞争。

第二节　基本医疗保障制度"第三条道路"的内涵界定

（一）文献回顾

吉登斯（2000）指出，到 20 世纪 90 年代末，欧美发达国家社会保障制度存在两条不同的道路，一是古典的社会民主主义道路，强调国家的责任和作用，力图创造一个"结果更加平等"的社会，为个人和家庭提供较全面的保护；二是现代新自由主义道路，强调市场力量和个人责任，把"大包大揽"的福利国家看成一切罪恶的源泉，因为它削弱了个人的进取和自立精神。实践证明，两条道路都难以成为社会保障制度的未来之路。吉登斯提出了"第三条道路"的社会保障思想，批评自上而下的包办造成了依赖，强调国家不要让国民依赖无条件的福利，主张构建积极的福利社会，鼓励人们以主动精神去工作或创业并尽可能放弃福利救济，提出福利供给的重组应当与积极发展公民社会结合起来。

吉登斯的"第三条道路"理论是关于社会保障制度发展道路的一般性思想，其启发意义在于，应避免陷入"政府"与"市场"二分法的争论，恰当地将之应用于医疗保障领域。C. Ham（1999）指出，英国布莱尔工党政府是"第三条道路"思想的积极实践者，但鉴于路径依赖和机制设计失当，其任期内推行的医改政策成为包含中央指令、地方自治、计划、审批、激励和竞争等因素的"大杂烩"。

国内学者尝试探索中国医改的"第三条道路"理论。杨团（2006）首先提出中国医改既不能走完全市场化的道路，又不能退回到计划经济，需要构建公共服务产业和公共服务市场的"第三条道路"。蔡江南（2007）提出为了更好地兼顾公平与效率，应采用社会主导模式，即在医疗卫生的筹资方式上强调公共和公平，应使各种形式的医疗保险筹资占医疗保障筹资的50%左右；而在医疗服务生产方式上则突出竞争和效率，应大力发展非营利性医疗机构，使其占60%左右的份额。赵曼、吕国营（2008）提出把"管办分离"作为中国医改的"第三条道路"，一是在医疗服务体系改革中解除卫生行政部门与国有医院的"父子"关系，实现"政事分开、管办分开"；二是在社会医疗保险领域实行"管办分离"，充分发挥医疗保险机构的谈判功能、信息功能和威慑功能。

国内文献关于医改"第三条道路"的理论探索，更多的是一种政策建议，而非针对国际基本医疗保障制度改革趋势的理论解释。

（二）对基本医疗保障制度"第三条道路"的内涵界定：基于二维坐标分类方法

基本医疗保障体系一般包括由政府或私人部门提供的基本健康保险[1]，以及政府针对贫困人群等提供的医疗救助。基本健康保险覆盖绝大多数国民，是美国、英国、德国等国家基本医疗保障制度走向"第三条道路"的改革重心。

就国内学术传统而言，健康保险分为两类，分别是社会保险和商业保险。

基本医疗保障制度的"第三条道路"并非社会保险。正如 Savedoff（2004）指出的，社会保险这一概念在医疗保障领域是颇有歧义的[2]，部分学者认为其内涵包括所有非营利的健康保险；还有学者认为它意指类似德国模式的由民间社团运营的强制健康保险制度[3]；另外有学者则认为它是政府经营的，由确定的工资税提供筹资来源，并提供基本医疗服务的保

---

① 我国的实践部门和学术界经常把健康保险（Health Insurance）和医疗保险（Medical Insurance）二词混用。可以把医疗保险称为健康保险发展的初级阶段，当前我国健康保险正处于这一初级阶段。但是 21 世纪以来，美国、德国、英国等 OECD 发达国家的医改文献和学术文章中，已经很少出现医疗保险一词。

② 按照国内的主流观点，社会保险是指在政府干预下，国家以立法形式确定并强制实施的一种旨在对遭受老年、失业、疾病等特定社会风险的劳动者提供基本经济保障的法定保险制度，由政府负责组织、实施并体现一定社会政策目标的制度安排（林义，1997）。上述观点也体现于 2010 年 10 月我国通过的《中华人民共和国社会保险法》之中，继续强调广覆盖、保基本、强制性和政府部门负责管理。但是关于社会保险概念的上述观点与社会保险的本源意义有较大不同。

③ 社会保险制度源于德国 1883 年通过的《疾病保险法》（郑功成，2000）。本书重新考察德国的《疾病保险法》，发现其与我国主流观点的不同之处主要包括以下两方面。一是社会保险（Social Insurance）继承了德国"社团主义"传统，由民间社团组织运营。建立了独立于医疗服务提供系统之外的疾病基金会（Sickness Funds），负责社会保险基金的筹集、管理和支付。参保人在一定范围内的医药费用由疾病基金会给予补偿。二是行业自治，即由成员通过社团组织实行自我管理，疾病基金会、医生和患者等各自成立了代表自己利益的社团组织。政府的角色是间接的，就好比足球比赛的裁判，只有当约定的规则被破坏或出现威胁公众获得医疗服务的僵局时，政府才开始干预（索特曼等，2009）。

险制度。无论从上述哪一种颇有歧义的社会保险概念出发，都难以准确界定基本医疗保障制度的第三条道路。

基本医疗保障制度的"第三条道路"也非商业保险。基本医疗保障的"私营化"不等同于"商业化"。其一，私营健康保险机构既包括商业保险机构，也包括民间社团组织①。民间社团组织不以营利为目的，例如在德国健康保险领域发挥主导作用的疾病基金会，以及在英国 2012 年通过的医改法案中成为 NHS 运营核心的医师受托管理公会（CCGs）。其二，对基本健康保险的经营利润加以限制。比如美国奥巴马医改法案规定了私营基本健康保险计划的最低赔付率，瑞士法律规定保险公司在基本健康保险业务上不得获利等。

社会保险和商业保险的"二分法"显然难以准确界定基本医疗保障制度的"第三条道路"，其中既有政府强制，又有私人保险机构运营。

为了更准确地区分不同的基本医疗保障制度，OECD（2004a）提出了二维坐标分类方法，一是按照基本医疗保障的运营主体分类，分为公营（Public）和私营（Private）两类；二是按照基本医疗保障的参加方式分类，分为强制（Mandatory）和自愿（Voluntary）两类。按照上述二维坐标，在理论上，基本医疗保障制度可以分为四种模式（见表 1 - 3）。

表 1 - 3　基本医疗保障制度 OECD 分类法中的四种模式及其示例

	公营	私营
强制	英国 NHS 体系（卡梅伦医改前）	美国奥巴马医改后，雇主发起的健康保险；美国 Medicare 私营化项目
自愿		美国奥巴马医改前，雇主发起的健康保险

---

① 民间社团组织又可称为"社会团体法人"。

然而，OECD 分类法对医疗保障运营主体的分类并不周全，把各类性质不同的私营健康保险机构混为一谈。各类私营健康保险机构分别从属于不同的私人自治领域，哈贝马斯（1999）把独立于国家公共权力领域的私人自治领域分为两类：一是经济领域；二是公民社会领域。经济领域遵循商业原则，公民社会领域遵循公民自治和参与原则。

大多数学者把私营健康保险机构等同于商业健康保险机构，经常忽略公民社会领域的私营健康保险机构。公民社会的主体是民间社团①。在具有社团主义传统的民主国家，民间社团的成员独立自主地处理事务，维护自身的社会福利权利或其他权利，尽量减少政府干预和政府机构的管理负担。民间社团还为人们提供了参与讨论有关公众利益事务的场所或论坛，成为连接公民和政府的桥梁与渠道，为国家和政治系统提供了合法性基础，避免国家成为各种矛盾和冲突的中心（何增科，1994）。按照私人自治领域的"二分法"，可以把私营健康保险机构分为商业健康保险机构和民间社团。例如，疾病基金会等民间社团是德国实施强制保险时的运营主体，是德国社会福利自治的体现。

本书依然采取二维坐标分类方法，与 OECD 分类法不同的是，把基本医疗保障的运营主体分为政府、民间社团和商业保险机构三类，其中民间社团运营和商业保险运营属于私营领域；按照医疗保障的参加方式分类，分为强制和自愿两类。根据上述二维坐标，在理论上基本医疗保障制度可以分为六种模式（见表 1-4）。

---

① 按照哈贝马斯（1999）的解释，民间社团包括"教会、文化团体和学会、独立的传媒、运动和娱乐协会、辩论俱乐部、市民论坛和市民协会、职业团体、政治党派、工会和其他组织等"。俞可平（1999）指出，民间社团不应包括宗教团体和政党团体，因为这类团体带有强烈的信仰色彩，从性质上与其他组织差异太大。在理论文献或政府文件中，经常使用的关于民间社团的称呼还有：非政府组织、非营利组织、民间组织、公民团体、中介组织、群众团体、人民团体、社会团体、第三部门组织、志愿者组织等。

表1-4 基本医疗保障制度的六种模式

	公营	私营	
		民间社团	商业保险机构
强制	英国 NHS 体系（卡梅伦医改前）	德国法定健康保险制度	美国奥巴马医改后，雇主发起的健康保险；美国 Medicare 私营化项目
自愿	—	1883 年之前，德国一部分行业的疾病互助组织	美国奥巴马医改前，雇主发起的健康保险

基于上述分类，可把基本医疗保障制度"第三条道路"的内涵界定为"强制私营健康保险"。

第三节 "第三条道路"为何兴起：兼容医改双目标

医疗保障体系作为医药卫生体制的一个子系统，其制度安排应当服从于医药卫生体制改革的目标。探讨国际基本医疗保障制度改革为何趋同——走向强制私营健康保险，逻辑起点应当是医药卫生体制改革的目标。

近百年来，美国、德国、英国等国医药卫生体制改革的目标主要有两个，一是扩大基本医疗保障覆盖面，直至实现医疗保障全覆盖；二是在保证医疗质量不变的条件下，控制医药费用的膨胀（富兰德等，2011）。前者是为了保证医疗服务的可及性，实现人类"病有所医"的公平梦想；后者是为了以低成本提供医疗服务，保证医药卫生体制的可持续性。

对于基本医疗保障制度改革而言，无论是政府主导的全民医保道路，还是私人领域主导的医保道路，都无法满足同时达成医改两个主要目标的需要，而强制私营健康保险可以兼容医改双目标。

（一）借助强制实现医疗保障全覆盖

基本医疗保障为何要强制可以从两方面探讨，一是从家庭层面，通过与医药费用的其他融资方式做比较，分析强制保险、自愿保险应对家庭疾病风险的效果；二是从国家层面，基于自愿保险在覆盖面上的局限性，讨论强制保险与主要国家医改的目标之一——医疗保障全覆盖的关系。

1. 强制保险和自愿保险：有效应对家庭疾病风险的融资方式

探讨医改时，人们常将三个不同的问题混在一起讨论——经济问题、道德问题、人权问题。在混谈这些问题的时候，容易忽视更为基本的医药费用融资问题。

在能够准确预知劳动协议期间医药费用的条件下，无论采用生存工资定价还是采用市场议价型工资定价，医药费用都是劳动力再生产报酬中的一部分。由于已经包含在劳动力价格之中，医药费用理当由劳动者个人负责。

但是，与衣食住行等需求相比，医疗需求具有较强的不确定性，个体难以预期自己未来遭受的疾病及其医药费用（Arrow，1963）。医疗需求的不确定性，导致部分人群无法避免地"短视"，将本应当用于医疗储蓄的部分收入挪作他用。健康资本是人力资本的一部分（Grossman，1972），随着健康资本的加速折旧或其他意外原因，医疗需求逐渐迫切，而此时才发现其为医疗所做的经济准备不足。储蓄不足会带来"病无所医"的问题。

为了解决人们对未来医疗储蓄配置不足的问题，通常有两种金融安排，一是强制医疗储蓄或有税收优惠的医疗储蓄。强制或者诱导人们将部分收入存储到账户中，用以支付个人和家庭成员的医疗费用，应对疾病风险，避免未来出现严重的社会和家庭问题。强制医疗储蓄见于新加坡的中央公积金计划，有税收优惠的医疗储蓄见于美国的健康储蓄账户（HSA）。二是强制健康保险或自愿健康保险。通过保险这种集体互助机制，将个体风险进行转移与分散。无论强制还是自愿，健康保险都是多数健康人群为了保障经济生活的安定，在平均分担少数成员因健康原因所致损失的过程中形成的互助共济形式的分配关系。

无论是强制性的还是有税收优惠的，医疗储蓄账户作为一项风险自留计划都不能有效分散疾病风险，大病支出可以轻易摧毁只有储蓄功能的账户，因此需要建立强制或自愿保险机制以分散风险（赵斌等，2009）。

在市场经济国家，当家庭的疾病风险管理方案引入强制或自愿健康保险之后，人们得到的保障程度相比医疗储蓄账户有所提高，家庭无须为未来预留过多的储蓄资产，家庭当前的消费倾向通常较高，家庭生活品质也较高。原因在于健康保险结合了自助和他助两种应对风险的机制，而医疗储蓄账户仅仅依靠自助。简单的证明如下。

为了不失一般性，假定某个家庭每年的持久收入为 n 万元，每年与疾病损失有关的财务需求预计为 m 万元，用消费倾向代表家庭生活品质，比较两种风险管理方案。

方案一：不购买健康保险，进行强制医疗储蓄或有税收优惠的医疗储蓄，每年需存款 m 万元对冲疾病风险。为了讨论方便，忽略其他预防性需求。则有：

该家庭正常消费水平 $= n - m$

$$消费倾向 = (n - m) \div n = 1 - m/n$$

方案二：购买强制或自愿健康保险，假定保险机构投保人群中该疾病的发病率为 p，保额为 m 万元，每年支付的纯保险费为 mp，为了讨论方便，忽略其他预防性需求。则有：

该家庭正常消费水平 $= n - mp$

$$消费倾向 = (n - mp) \div n = 1 - mp/n$$

方案二的消费倾向与方案一的消费倾向之差为 $1 - mp/n - (1 - m/n) = m/n - mp/n = (1 - p) m/n$。

只要投保人群的发病率小于 100%，购买强制或自愿健康保险就能够释放储蓄。尤其是在发病率 p 较低、医药费用 m 较高的情况下，方案二能够更有效地释放医疗储蓄进而改善家庭生活品质。

2. 强制保险：克服自愿保险的局限，实现医疗保障全覆盖

私营健康保险机构作为基本医疗保障的运营载体，虽然有助于控制医药费用膨胀，但是存在一系列局限，无法实现医疗保障的全民覆盖。

现代医疗保障制度的确立迄今为止只有120多年的历史。美国、德国、英国等国医疗保障覆盖面逐渐扩大，直至实现"病有所医"，源于其背后的"福利国家"理念。"福利国家"理念的核心是强调政府的福利责任。此外，在德国、奥地利、瑞士等欧洲国家，"福利国家"的形成也受到"社会互助"价值观的影响。

自愿私营健康保险无法实现医疗保障全覆盖，除了穷人无力负担健康保险之外，主要原因还包括以下三个方面。

（1）"撇油"效应。

"撇油"效应指私营保险机构挑选比较健康的投保人作为客户，这些客户的医药费用通常低于他们的风险保费。同时，私营保险机构拒绝为不健康的投保人提供保障，这些客户的医药费用要高于他们的风险保费。一国人口中的医药费用分布是高度不对称的，以美国2009年的情况为例，前1%的人口花费了总人口医药费用的21.8%，前20%的人口消耗了总人口医药费用的81.2%。（Kaiser Family Foundation，2012b）。如果私营保险机构可以识别并避开那些低于标准健康水平的投保人，它们就可以借此提高自己客户的平均健康水平从而降低赔付成本。另外，"撇油"效应导致病人保费提高和保障程度降低，甚至被歧视（A. C. Enthoven，1988）。

（2）保障中断。

如果没有合同约定或监管规定，保险公司可能会在合同期满之后，选择不再与慢性病患者续签保险合同，使后者的医疗保障中断。另外，当慢性病患者已经和一家保险公司签订了终身续保合同后，就无法再选择其他保险公司，通常会被拒保。慢性病患者失去了再选择的机会，导致健康保险市场的竞争机制对他们失灵。

（3）"搭便车"。

如果允许带病投保，则会带来新的问题，许多年轻或健康的消费者将选择"搭便车"——身体健康时不投保，直到生病以后才购买保险。这将导致保险机制赖以生存的大数法则机制遭到破坏，甚至使一部分保险公司退出个人保险市场（A. C. Enthoven，1988）。

为了实现医疗保障的全民覆盖，德国、英国、美国等国先后建立了强制健康保险制度。强制保险又称为法定保险，是指依据法律、行政法规规定，特定的义务主体必须投保某种险种，特定的义务主体必须开办相应的险种业务的一种法律制度（杨华柏，2006）。

强制健康保险（Mandatory Health Insurance）之所以能够实现基本医疗保障全覆盖，是因为其建立在大范围的社会互助机制和政府再分配机制的基础上，而非以精算为原则（索特曼等，2009）。

相比于自愿健康保险，强制健康保险具有更大范围的互助机制。自愿私营健康保险执行风险保费定价，包括慢性病人在内的已病投保人或者被拒保，或者难以负担高昂的风险保费，其互助范围较为狭窄。从有关国家的实践看，强制健康保险制度对投保人执行社群定价（Community Rating），法律要求私营保险机构以相同的保险费率为投保人提供健康保险保单，而无论投保人健康状况如何。禁止私营保险机构基于健康状况，将既往症排除在保障范围以外。执行社群定价，扩大了健康人群和患病人群之间的互助范围，有利于基本医疗保障的全覆盖。当然，为了消除在实施社群保费的情形下私营保险机构"撇油"的现象，需要实施风险平衡机制等配套的财务机制。值得注意的是，强制健康保险的互助机制可以不需要政府财政资金的介入，或者说其是财政中性的。

强制健康保险还具有政府再分配机制。通过政府补贴可使基本医疗保障更易负担，鼓励人们积极参保，扩大医疗保障覆盖面。政府补贴通常是针对被强制参保、在贫困线之上的中低收入阶层，以降低其健康保险保费负担或医疗费用负担。政府补贴方式包括两种，一是以税收优惠（Tax Credits）的方式来减少保费；二是减少个人医疗成本分担额（如较低的起付线和挂号费）。值得注意的是，收入在贫困线之下的阶层一般被另外纳入政府救助范围，不属于被强制参保对象。比如在美国，贫困阶层通常被纳入州政府主办的穷人医疗救助计划。

（二）通过私营控制医药费用膨胀

按照 OECD 的统计口径，一国的医药费用[①]是指在健康促进和疾病预防、疾病治疗和减少早产死亡率、慢性病人和伤残病人护理、公共卫生管理、健康保险的管理等经济活动上的支出之和，上述活动需要应用与医疗、药品和护理有关的知识和技术。上述统计口径大致相当于我国的卫生总支出。

20 世纪 60 年代以来，OECD 国家的医药费用占本国 GDP 的比例呈现长期上涨趋势（见图 1-3）。以美国、英国、德国、荷兰等国为例，医药费用占本国 GDP 的比例在 20 世纪 60 年代为 4%～5%，到 2008 年上升为 8.7%～16%。[②]

此外，1960～2004 年，OECD 所有成员国的医药费用增速的中位数超过 GDP 增速中位数 2 个百分点。在上述 45 年的考察期内，这一趋势在所

---

① Total expenditure on health is defined as the sum of expenditure on activities that – through application of medical, paramedical, and nursing knowledge and technology has the goals of:
　　– Promoting health and preventing disease;
　　– Curing illness and reducing premature mortality;
　　– Caring for persons affected by chronic illness who require nursing care;
　　– Caring for persons with health-related impairments, disability, and handicaps who require nursing care;
　　– Assisting patients to die with dignity;
　　– Providing and administering public health;
　　– Providing and administering health programmes, health insurance and other funding arrangements.
② 资料来源：OECD Health Data。

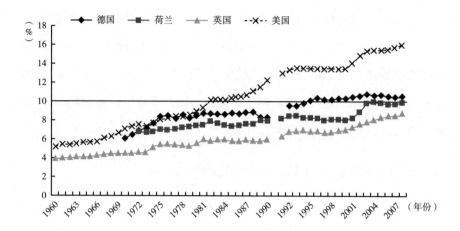

图1-3　各国医药费用占本国 GDP 的比例（1960～2007 年）

有 OECD 国家都极为稳定（Drouin et al.，2008）。按照当前趋势，到 2050 年，大多数 OECD 成员国的医药费用将达到其 GDP 的 20% 以上。

总结上述各国近 50 年的状况，医药费用膨胀，除了指一国医药费用绝对数持续增长之外，还包括其占 GDP 的比重持续上升，后者的另一表现形式是医药费用增速长期超过 GDP 增速。

医药费用持续增长的原因主要包括国民收入的增加、医疗技术的进步、人口老龄化、国民医疗保障程度的提高、医疗保健体系的低效率引起的浪费、不健康生活人群比例提高以及"鲍莫尔效应"等因素（Smith，Newhouse and Freeland，2009；Newhouse，1992；CBO，2008；Baumol，1995）。

从医疗保健消费者个体层面看，可以把上述七个导致医药费用持续增长的因素归类如下：一是经济因素，包括国民收入的增加和国民医疗保障程度的提高等，它们放宽了消费者购买医疗保健的经济约束；二是社会人口因素，包括人口老龄化、不健康生活人群比例提高等，这些因素增加了人口中医疗保健高消费人群的比例；三是技术因素，现代医疗技术的发展趋势是从缓解性应用转变为治愈性应用再转向机能增强应用，技术进步扩展了患者的消费可能性，增加了患者的医疗消费需求（Drouin et al.，2008）；四是医药卫生体系内在因素，其中，医疗保健体系的低效率包括过度医疗、各种医疗服务之间缺乏协调、医疗失误等（Berwick and Hackbarth，2012）。"鲍莫尔效应"源于医疗保健行业属于劳动密集型或"手工艺"产业，当其他行业因为劳动生产率提高而引起工资上涨时，医生的劳动生产率即使没有提高，其工资也会上涨（Baumol，1995）。

对于医药卫生体系机制设计者来说，人均 GDP 的增加、医疗技术的进步、人口老龄化等因素，都属于医药卫生体系的外部变量，它们可以影响体系内医患双方的供需决策，但基本不受医患双方决策的影响。而"鲍莫尔效应"属于医疗保健行业的内在属性，不可改变。

在机制设计层面，一是应适当选择医疗保障制度模式，既满足扩大医疗保障覆盖面的目标，又发挥医疗保障对医疗服务的监控作用，抑制医药费用膨胀；二是对医疗服务市场的结构和运行机制进行适当设计，改进医疗服务买卖双方的信息结构和博弈机制，改进对医患双方的激励约束机制。激励参保人选择健康的生活方式，并抑制过度医疗需求；激励医生减少过度医疗供给，抑制"医生诱导需求"的现象。

通过减少医疗保健体系的低效率控制医药费用膨胀，对于经济的资源配置来说，无疑是帕累托改善。

需要引起注意的是，不能孤立地谈控制医药费用膨胀。控制医药费用膨胀，应当在保证医疗质量不变的条件下进行。与之等价的另一表述是"在保证医疗成本不变的条件下，提高医疗质量"。医药卫生体系虽然带来了成本，但提升了人口的健康资本和生活质量，为国民带来更长寿、更健康和劳动生产率更高的生活。孤立地谈控制医药费用膨胀是没有意义的，假如片面地谈控制医药费用膨胀，似乎国民到了 60 岁以上都自杀是医疗卫生体系最佳的解决方案，那样的话，老龄人口医药费用高昂的问题就不会发生了（Tsung-Mei Cheng，2010）。

医药费用膨胀的一个重要原因是传统医疗市场的低效率。传统医疗市场的买卖双方分别是医生和患者，而一般来说患者相对于医生处于信息劣势地位（富兰德等，2004），也就是说市场存在"信息不对称"。另外，传统医疗市场推行按服务付费（Fee for Service）的激励机制，引导医生增加医疗服务的数量以增加收入，而对不必要的医疗服务缺乏制约机制（A. C. Enthoven，1993）。在传统医疗市场的运行机制下，较为突出的问题有两个：一是"供给诱导需求"引致的过度医疗，即部分医疗提供者出于谋利动机，滥用其专业信息优势，诱导病人对不必要的医疗服务增加需求（富兰德等，2004；Fuchs，1978）；二是疾病预防等保健服务缺失，按服务数量计酬的后付费制度必然激励医生以患者病后的治疗为导向。

现代医疗市场包括三方交易主体，可以用三边医疗市场模型表示（见图 1 - 4）。医疗服务的使用方和购买方分离，医生、居民和私营保险机构分别是医疗服务市场的提供方、使用方和购买方。居民向私营保险机构缴纳保费作为预付医药费，当看病时获得保险机构的赔付。私营保险机构作为医疗服务的购买方和主要支付方，负责和医院（医生）协商并签订医疗服务合同，以及监督医疗服务合同的执行。

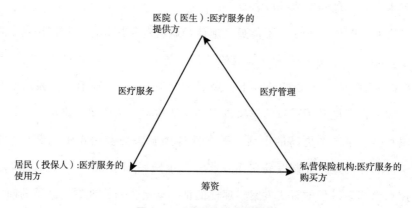

图 1 - 4　三边医疗市场模型

主流文献（OECD，2004b；Odeyemi and Nixon，2013；顾昕，2009）对私营健康保险功能的常规解释，忽视了其在现代医疗市场中的作用，聚焦于其在医疗保障体系中的经济补偿作用[①]——私营保险机构收取保费并积累基金，将单个被保险人因健康原因所致损失在投保人群间进行分散，实现被保险人的互助共济。然而，公营健康保险同样能够发挥经济补偿作用。

基本医疗保障选择私营的原因，应当是私营健康保险具有不同于公营健康保险的独特功能，这显然不能在医疗保障体系中寻找答案，因为传统的经济补偿功能并非私营健康保险独有。私营健康保险的功能独特性需要在现代"三边医疗市场"的运行机制内寻找。

管理式医疗（Managed Care）是现代医疗市场的关键运行机制[②]。为了合理配置医疗资源，管理式医疗机制把健康保险融资、医疗服务购买与医疗服务管理相结合。从现代医疗市场发展史来看，自美国于1973年通过《健康维护组织法案》（HMO Act）后，管理式医疗的兴起与私营健康保险功能创新就是一枚硬币的两面。

关于管理式医疗能够在一定程度上控制医药费用膨胀，实证研究已有近百篇文献，较为一致的结论包括三点，和传统的按服务项目付费的医疗计划相比，第一，实施管理式医疗能够减少医药费用，尤其是减少其中较为昂贵的住院治疗费用；第二，管理式医疗服务的质量没有降低；第三，管理式医疗服务的价格较低。其中，具有代表性的研究是兰德健康保险试验（RAND HIE）。试验结果表明，在控制选择性偏差的情况下，以HMO计划为代表的美国管理式医疗计划和按服务项目付费的二类传统医疗计划

[①] 通常把私营健康保险的经济补偿功能分为四种：一是提供基本保障，见之于美国的雇主医疗保险计划；二是在国民免费医疗服务体系之外，提供平行保障，见之于英国；三是针对患者自付额，提供偿付补充保障，见之于中国；四是针对基本医保目录外的项目，提供服务补充保障，见之于瑞士。

[②] 机制即针对相关博弈主体的规则。

（对照组包括患者无成本分担组和 25% 自付率组）相比，其成员的人均医疗成本分别低 28% 和 29%（Manning et al.，1984）。

如图 1 - 5 所示，我们认为，私营健康保险控制医药费用膨胀的内在机理，或者说管理式医疗机制的运作基础，在于私营健康保险对医疗服务的精细化管理。一旦抽象出私营健康保险对医疗服务的管理功能，也就解释了管理式医疗。在现有国内文献中，对医疗市场的研究并未把私营健康保险机构纳入分析框架。在国外文献中，虽然健康经济学研究已将私营健康保险机构作为现代医疗市场的一部分，但是如前所述，在医疗保障研究领域，关于私营健康保险功能的主流文献尚未引入现代医疗市场的理论成果。

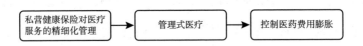

图 1 - 5　私营健康保险机构控制医药费用膨胀的机理概要

私营健康保险愿意对医疗服务实施管理，是因为对医疗服务的管理与私营保险机构的经营目标是激励兼容的。通过对医疗服务实施精细化的管理，帮助投保人减少不必要的医疗支出，可以降低私营保险机构的理赔成本，获得经营利润，或者可以降低保费以吸引更多参保人并获得规模经济优势。

私营健康保险能够发挥对医疗服务的精细化管理作用，是因为私营保险机构可通过提升医学专业能力，减少与医疗供给者的信息不对称，作为"专业购买方"代表投保人（医疗消费者）就医疗服务和药品价格、付费方式、医药费用控制等方面与医疗供给者讨价还价，作为主要支付方监督医疗服务合同的实施。为了提升医学专业能力，私营保险机构通常采取以下三种做法。一是建设医疗信息管理系统。目前，全球领先的健康保险公司都拥有强大的医疗数据搜集分析工具以及消费者医疗数据库。比如，

2009 年，在全球健康保险公司中保费规模最大的联合健康集团（United Health Group）拥有 8500 万个常模个体的临床数据；可访问 1.75 亿人的用药历史记录；拥有 1 万名技术专家和信息专家，可提供领先的医疗信息分析和挖掘能力。[1] 医疗信息管理系统有多种用途，其中，理赔数据库可用于对各医疗机构的服务及药品价格进行对比分析，发现性价比高的医疗机构；医疗专家系统和临床医疗决策支持系统可帮助临床医生确定哪些疗法和药品可以对患者产生高性价比的效果，哪些医生和医院能够提供最优质的医疗服务。二是雇用医学专业人员。健康保险公司通常雇用医生、护士、药剂师等具有执业资格的临床专业人员从事核保、理赔、医疗管理和家庭医生工作。目前，联合健康集团、维朋（Wellpoint）等国际大型健康保险公司的员工队伍中有 1 万名以上具备执业资格的临床专业人员。[2] 三是设立医疗分析专业机构。例如，维朋作为国际大型健康保险公司之一，分别并购了一家擅长分析个人医疗数据的健康分析公司 Resolution Health 和一家从事健康成果和临床研究的公司 Health Core，后者擅长分析是否将临床实验结果用于患者。

总结管理式医疗实践（胡爱平、王明叶，2010），私营健康保险对医疗服务的管理内容包括：事前通过医疗服务合同约定构建对医疗服务供给方的激励约束条件，事前通过保险合同约定构建对医疗服务消费者的激励约束条件，以及对医疗服务供需行为实施全过程监控等。就提升医疗市场效率而言，私营健康保险对医疗服务的精细化管理功能体现在以下两个方面。

1. 针对过度医疗问题，完善激励约束机制

（1）完善对医疗服务提供方的激励约束机制，控制过度医疗供给。

首先，监督机制基于精细化的过程控制。过程控制通常采取对医疗服

---

[1] 资料来源：中国保险行业协会、中国社会科学院课题组（2010）。

[2] 根据上述公司 2000 年以后的年报整理。

务的全过程审核（Utilization Review），包括入院许可、门诊许可、转诊许可、治疗过程中审核、治疗结束后审核等。过程控制也推行对某些诊疗方案的重点干预，例如，当可能发生大额医药费用的患者就医时，私营保险机构通常会实施病例管理（Case Management），指定自己雇用的执业护士来统筹安排各个阶段的治疗方案，督促主管医生采用高性价比的方案；又例如，保险机构要求被保险人在进行某些手术之前，除了其主管医生之外，还要征询第二位外科医生的意见（亨德森，2008；薛迪、陈洁，1999；赵强，2010）。其次，激励机制的核心是私营保险机构对医疗提供者的付费安排，目的是把过度医疗所带来的一部分财务风险以及合理医疗所带来的一部分收益转移给医疗提供者。以住院按病种付费（简称 DRG）为例，它是私营保险机构与医院就病人的住院费用进行结算的方式，运用财务预算管理原理，事先把各种疾病分成不同的组别，然后根据每一组别疾病合理诊疗方案的平均住院费用制定收费标准，对每个 DRG 类别都事先制定固定的价格，把传统的实报实销的后付费制度改为依据病种的预付费制度。比如某家医院 6 月的出院病人有 500 位是属于 DRG1，有 200 位是属于 DRG2，DRG1 的价格是 4000 元，DRG2 的价格是 6000 元，则这家医院 6 月总共可以向保险机构申报 3200000（500 × 4000 + 200 × 6000）元。无论实际住院成本是多少，保险机构都照此给付。DRG 制度固定了医院从每个住院病人身上获取的收入，住院治疗风险转由医院承担，医院若要获取更多的收益，就必须加强成本管理。当然，DRG 制度必须有保证治疗质量的配套制度，防范医院通过降低治疗质量向病人转嫁治疗风险（周恬弘，2009）。

（2）完善对医疗服务消费者的激励约束机制，控制过度医疗需求。

首先，以价格杠杆引导消费者选择定点医疗网络。在现代医疗市场，私营保险机构为消费者提供多种管理式医疗计划，不同的医疗计划可供消费者选择的医疗网络的范围不同，形成多层次的医疗网络。一般来说，对投保人医疗网络范围限制越多的管理式医疗计划，其价格越便宜，原因在于私营保险机构通过限制投保人的医疗网络，可以形成团购机制，以市场的力量控制过度医疗供给。在压低医疗费用的同时，反过来吸引消费者选择定点医疗网络，控制过度医疗需求，后者如小病大看、看病聚集于大医院等。以美国市场为例，私营保险机构通常为消费者提供 HMO、PPO、POS 等管理式医疗计划和传统医疗计划。各类管理式医疗计划都程度不同地以较低的保费、较低的自付率或较低的起付线等价格杠杆，诱导病人选择定点医疗网络。传统医疗计划不设定点网络，病人完全自主选择医疗供应方，采用费用报销模式，但价格昂贵。依据对美国雇主健康保险计划的调查，1988~2005 年，对于单人参保的员工，传统医疗计划的起付线水平是 HMO 计划的 9 倍，是 POS 计划的 3 倍，是 PPO 计划的 1.5 倍（见图 1-6）。其次，建立成本分担机制，控制过度医疗需求。由于个体医药费用被参保群体分担，部分被保险人会减少预防疾病的努力，或者减少控制医疗成本的努力。为了防止出现上述道德风险，私营保险机构通常采用封顶线、起付线、自付率和门诊自付额等多种形式的成本分担方式，增加投保人对医疗服务消费的成本意识。兰德健康保险试验表明，当自付率从 0

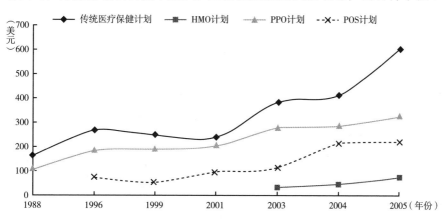

图 1-6　单人参保员工四种医疗计划每年的平均起付线

资料来源：The 2005 Kaiser/HRET Employer Health Benefit. www. kff. org/insurance/7315. cfm。

上升到 95% 后，样本家庭的平均医疗花费下降了 50%；住院率也从 10.3% 下降到 7.9%（富兰德等，2004）。另外，采用"无赔款优待"机制，奖励那些医药费用较低或不生病的投保人。

2. 针对保健服务不足的现象，完善激励约束机制

建立"守门人"机制，激励全科医生提供疾病预防等保健服务。"守门人"机制的运作机理是由私营保险机构发起设立管理式医疗组织，如健康维护组织或服务点计划组织，建立自己的全科医生网络，以较低的保费吸引投保人，但要求投保人必须在全科医生网络内选择一位"守门人"。除了对常见疾病进行诊断和治疗之外，"守门人"还应当为参保人及其家庭提供连续的、完整的保健服务，包括体检、健康风险评估、免疫接种、疾病筛检、健康生活方式咨询和慢性病管理等（Yokosawa，2011）。若需要转诊，"守门人"会将病人推荐给相应的专科医生或住院诊治，并开具转诊单。未经"守门人"同意自行转诊的，将全部或部分由病人自费。为了提高转诊的准确率，管理式医疗组织定期向"守门人"公布相关统计结果，通报全科医生的转诊率、医药费用等信息。为了激励"守门人"努力维护和促进参保人的健康，在私营保险机构主办的管理式医疗组织和"守门人"之间推行按人头付费（Capitation），保险机构为每个注册者事先确定一笔固定的费用，并按照注册者数量定期向"守门人"支付款项，而无论投保人是否看病。通常预留一定比例的人头费在期末考核后结算，考核不合格，将予以扣除（薛迪、陈洁，1999）。设立奖励制度，依据转诊率、费用、病人满意度等评估指标，对绩效较好的全科医生给予一定的经济奖励（胡爱平、王明叶，2010）。因此，"守门人"有动力提供疾病预防等保健服务，以降低参保人群的疾病发生率和转诊率，"守门人"与患者关系的密切程度要超过专科医生。

激励投保人（医疗消费者）重视疾病预防等保健服务，并借此降低投保人的慢性病发病率和医疗开支。私营保险机构通常对重视保健服务的

消费者给予保费折扣，通过健康保险产品价格的变化引导投保人接受健康管理机构的保健服务。通常来说，私营保险机构根据客户是否参与健康促进或疾病预防等项目而制定不同的保费标准，保费的优惠程度根据其参与保健项目所取得的成效而定。例如，参与戒烟或减肥活动的投保人可以享受保费优惠的待遇，取得一定成效后还可享受进一步的优惠待遇。作为对民间成功实践的认可，美国 2010 年通过的医改法案规定，私营保险机构对满足一定健康生活标准的消费者可给予总保费 30% 的折扣或奖励。另外，私营保险机构作为管理式医疗计划的参加者，通常免费或低价提供健康促进和疾病预防服务，包括早期癌变检查、"三高"① 病人的早期监测、婴儿健康计划、职业安全计划、健康促进教育、生活方式干预、24 小时健康咨询热线等。

（三）政府为何退出基本医疗保障运营

无论是在具有市场主义传统的美国，还是在具有社团主义传统的德国，由于遵循"小政府"原则——"凡是公民能自决的，政府都要退出；凡是市场能调节的，政府都要退出"，当私营健康保险能够发挥对医疗服务的精细化管理功能时，政府自然不愿意介入医疗保障运营。

英国在医疗保障领域最终放弃了政府主导，原因是公营健康保险难以对医疗服务进行精细化管理，这可以从以下四个方面来论述。

1. 激励不兼容

管理式医疗机制的运作前提是医疗保障部门能够实施精细化管理，其中，医疗单据报销审核工作任务繁重、细碎并且专业性强；对诊疗行为的事前、事中和事后控制，需要精确跟踪患者的诊疗过程并进行现场核查；诊疗目录谈判，既需要多方长期耐心、细致地征求患者意见，又需要耐心

---

① "三高"是指高血压、高血脂、高血糖。

地与医疗服务供给方谈判。在政府部门论资排辈的公务员薪酬体系，以及难以裁员或增员的定岗定编用人机制下，干多干少一个样，很难找到愿意认真承担这些繁重工作的人员。

2. 难以对政府保险机构的运营管理效果进行考核并形成有效的行政问责机制

医药费用膨胀往往是多种因素所致，政府保险机构工作人员可以将医药费用膨胀归咎于人口老龄化、国民收入提高、医疗技术进步创造出对医疗服务的新需求、不健康生活的人群比例提高等外在因素，而不承认自己对医疗机构监控不力，因此上级部门难以对政府保险机构进行目标管理和绩效考核。

3. 对消费者需求变动的反应不灵敏

政府保险机构很难将大量患者的意见纳入决策体系，政府保险机构确定的诊疗目录直接影响甚至决定患者的医疗需求，但是，患者的医疗需求往往直接涉及其个人主观的价值判断，涉及物质利益与个人生命健康的个性化选择。比如一种新型疗法可以减轻病人的注射疼痛，另一种新型疗法可以让患者在家里辅助治疗以减少去医院的次数，对于这些新型疗法的性价比，除了涉及个人主观判断之外，还涉及默会知识（Tacit Knowledge），即患者难以言传的知识。政府部门习惯于统计数据的汇总和对诊疗目录进行简单的统一增减，上述工作方式难以及时了解各类患者分散化的医疗需求信息，也难以及时更新诊疗目录。

在信息分散化条件下，指令性计划经济体制或国有经济，为了实现资源有效配置所需要的信息成本一定比竞争性市场机制更多，因而这些机制不是信息有效率的（田国强，2003）。

4. 政府决策多目标，导致医疗定价机制僵化扭曲

比如，医疗服务价格水平应当随通胀水平的提高而调整，但政府对物

价总水平的稳定担负政治责任，为了对通货膨胀实施控制，政府往往不愿意提高医疗服务的价格水平，从而扭曲医疗服务价格。例子之一是1996～2005年，我国医务人员的劳务价格10年不变（周其仁，2008），其间仅居民消费价格定基指数就从1995年的396.9上涨到2005年的464.0，上涨了16.9%。①

第四节　小结

对于21世纪以来国际基本医疗保障制度改革趋同——走向"第三条道路"，本书提供了两个线索。

第一，扩展了OECD（2004）基本医疗保障制度的二维坐标分类框架，借鉴哈贝马斯（1999）对公共权力领域和私人自治领域的划分，把"第三条道路"的内涵界定为强制私营健康保险。该方法也可用于重新界定医疗保障制度的多样化模式。鉴于医疗保障制度的独特性，本书没有采用吉登斯（2000）基于"古典社会民主主义"与"新自由主义"之划分对"第三条道路"所做的一般性界定。

第二，揭示强制私营健康保险作为一种医疗保障制度安排与医药卫生体制改革目标的关系。要认清私营健康保险控制医药费用膨胀的内在机理，不能就保障论保障，而是要看到私营健康保险对医疗服务的精细化管理功能，发挥其对医疗供给方的制约作用以及对医疗消费者的引导作用。私营健康保险既是现代医疗保障体系的运营载体，又是现代医疗服务体系的核心。强制保险包含更大范围的互助机制和政府再分配机制，能够克服自愿健康保险的局限性以实现医疗保障全覆盖。

进一步的研究至少应当关注以下两个问题。一是主要国家走向强制私

---

① 资料来源：《中国统计年鉴》（2011）。

营健康保险的路径依赖和互补性制度安排。直观的解释为：代议制框架内的政治左右摇摆调整机制（资中筠，2011），或许是医改两种福利思想实现融合与妥协并最终走向中间道路的重要因素。二是探讨实现政府强制与私营保险有机结合的内在机制。如何化解强制私营健康保险两大运营原则的内在矛盾？这两大原则分别是社会互助原则和竞争原则。

本书关于国际医疗保障制度改革趋同的研究，对中国医药卫生体制改革有以下几个方面的借鉴意义。

第一，中国医改应当超越"左"与"右"，避免在"政府失灵"还是"市场失灵"等表层问题打转，着力探索"第三条道路"。美国、德国、英国等大国近百年来的医改实践表明，虽然在特定阶段各国对医改的两个目标有所侧重——有时着重医疗保障全覆盖，有时强调控制医药费用膨胀，但近百年来各种力量、各种思潮博弈的结果是选择了中间道路。

第二，在医疗保障几乎全覆盖的情况下，下一步医改应重点引入竞争机制，在更广范围内更大限度地发挥市场机制的作用。明确基本医疗保障制度的改革方向是走强制私营健康保险之路。

第三，明确医疗服务体系的改革方向是建立现代医疗市场机制，逐步培育包括医疗供给者、医疗需求者和私营保险机构在内的三边医疗市场。强制私营健康保险改革和三边医疗市场机制改革相辅相成，至于公立医院改革、药品流通体制改革、医保付费制度改革均是从属性的。

第 二 章

健康保险交易所功能：医改
"第三条道路"的载体[①]

医药卫生体制改革"第三条道路"的内涵可以界定为强制私营健康保险，但其中的"强制"与"私营"存在一定矛盾，健康保险交易所旨在为基本医保的"强制"与"私营"实现有机结合创造条件，提供强制私营健康保险的交易平台和风险平衡清算平台。

第一节　提供交易平台，实现强制保险与市场竞争的结合

现代医疗市场包括医疗服务提供者、患者（参保人）和私营保险机构三方主体。健康保险市场是现代医疗市场的子市场，私营保险机构作为患者的代理人，负责和医疗服务提供者协商价格，监督医疗行为，并向医疗服务提供者支付患者的医药费用。私营保险机构能否真正为患者的利益服务，取决于健康保险市场的竞争程度。

如果能够提高健康保险市场的竞争性，尤其是为消费者提供较为充分的信息，消费者将对健康保险产品的性价比产生敏感反应，市场需求信号能够较为灵敏地传递给私营保险机构，在市场压力下，保险机构将基于产品的性价比进行良性竞争，而不是靠选择优良风险而胜出。[②] 虽然在强制

---

① 本章主要参考或译自英文资料：F. Bernadette，L. M. Annie（2012）；R. Sara etc.（2012）；CVZ（2011）。

② F. Colombo（2001）专门就参保人自由选择之意义进行了论述。

保险的情况下，法律一般禁止或限制保险机构在法定健康保险上盈利，但基于健康保险业务具有规模效应，私营保险机构可以通过扩大法定健康保险的市场份额，降低补充健康保险业务的经营成本，提高补充健康保险业务的盈利水平。

强制保险和市场竞争可以并行不悖。市场竞争的本质是自由选择，为了提高健康保险市场的竞争性，充分发挥市场机制的作用，健康保险交易所在集中交易强制性险种时，没有限制消费者的自由选择权，而是有多家保险机构和多层次健康保险计划可供选择。自由选择的前提是信息充分，为了使消费者真正能够自由选择，法律要求强制性健康保险保单做到条款通俗易懂，并要求保单条款标准化，强化保险产品的信息披露，为消费者选择保险产品提供信息帮助。

由于上市交易的是法定险种，健康保险交易所有义务要求交易标的和交易参与方满足法定条件，并进行资格审查。

一般来说，健康保险交易所可以从交易资格认定、标准化保单、多层次健康保险计划、信息披露等几个方面，推动强制保险与市场竞争结合。

下文主要根据美国奥巴马医改法案及其配套法规，介绍美国健康保险交易所的做法。美国的健康保险交易所包括两类，分别是个人交易所和小型企业交易所。为了简要说明，本书主要以个人交易所为例，也参照了荷兰健康保险清算所和瑞士健康保险清算所的实践。

（一）对投保人进行资格认定和登记，以便其加入合适的强制健康保险计划

健康保险交易所进行资格认定和登记的目的，一是为个人在不同人生阶段参加不同强制健康保险计划时的存续结转提供便利，比如工作时、失业时、残疾时和退休时个人应当加入不同的强制健康保险计划。当有些强制健康保险计划不是由交易所提供而由政府部门提供时，交易

所会对个人参加某些公共保险计划（如医疗救助计划）进行资格筛选，并为他们联络合适的政府机构，避免个人在强制健康保险计划之间存续结转时失去医疗保障。二是协助个人获得政府提供的保费补贴和医药费用分担援助，以帮助那些中低收入者减轻购买健康保险和使用医疗服务的负担。

为了确定申请人的资格，交易所必须使用单一、简化的申请表来采集申请人的信息，并且依据法律规定的程序对这些信息进行核实。例如，交易所将根据需要，把申请人的社保号发送给卫生部（HHS）来核实其号码是否正确，卫生部则会向社会保障局（Social Security Administration）和国土安全部（Department of Homeland Security）进行咨询。

当交易所收到并验证了有关加入者的新信息时，需要对加入者的资格进行重新认定。这些信息可以由登记者自己提供，他们必须在有关资格标准的信息发生改变后30天内进行报告，也可以由交易所对可能影响资格（如加入者是否已经死亡）的可得信息进行例行检查时发现。同时交易所也需要每年对所有加入者的资格进行重新认定或评估。当然，在有关资格标准的信息发生改变时所做的重新认定和再次评估并不完全满足年度的重新认定、评估的要求。

奥巴马医改法案力图建立一个无缝链接的资格审查和登记制度，确定某一申请者参加交易所合格健康保险计划（QHP）和政府保险可负担性计划（Insurance Affordability Programs，IAP）的资格。政府保险可负担性计划包括州医疗救助计划、州儿童健康保险计划（State Children's Health）、基本健康计划（Basic Health Program，BHP）、预付保费税收抵免以及费用分担减免。这一制度使个人只需要填写一份申请表，就可以采集到区分不同个人应当加入何种保障计划以及获得何种财政援助所必需的信息，然后这一制度会帮助个人加入适合他们的计划或项目。

奥巴马医改法案在制度设计时通常将加入 QHP 以及所有 IAP 计划的资格确定和登记交由一个实体（比如个人交易所）负责。

1. 加入合格健康保险计划的资格

交易所需要裁定申请人加入合格健康保险计划的资格。如果一个申请者被认定符合 QHP 的资格，交易所就会帮助该申请人加入其选择的 QHP 计划。表 2-1 列示了个人交易所在确定加入 QHP 所需资格时必须使用的标准。

表 2-1　确定加入 QHP 所需资格的标准

个人交易所在确定某位申请人是否可以加入 QHP 时，使用下列标准：	
加入 QHP	● 本国公民，或者在美国合法停留的非本国公民 ● 未被监禁，不包括未决指控期间 ● 符合本州居留使用标准

2. 保费税收抵免和费用分担补贴的资格

那些通过交易所购买合格健康保险计划的个人可以获得财政援助，以帮助他们抵消部分保费，并支付一些与使用医疗服务相关的费用。对于购买交易所上市的健康保险计划，政府将以保费税收抵免的形式来提供援助，这里，税收抵免是指在缴纳个人所得税时，政府给予个人或其家庭一定金额的税收减免。保费税收抵免是一种预付款，这就意味着个人无须等到税收年度结束，而是在其缴纳保费的同时（通常是以月为单位）就可以提前享受税收抵免。

在保费税收抵免的基础上，政府还为个人提供了费用分担补贴，以帮助他们支付相关的医疗服务使用费。费用分担通常是指参加健康保险计划的个人在使用该计划目录内的医疗服务时，需要自己承担一部分费用。费用分担的常见形式包括共付条款和免赔额。

由于保费税收抵免是一种预付款，因此在个人通过交易所提交申请时，确定其是否有资格获得税收抵免就显得非常必要。有关保费税收抵免的预付款额度，个人交易所或直接裁定申请人的资格，或执行卫生部的有关裁定。直接裁定资格类似于确定 QHP 的资格，由个人交易所审查申请人的信息并且对其资格做出审核。如果个人交易所选择单独裁定保费税收抵免的申请人资格，它必须计算一个预付款额度，并且应当与国内税收法（Internal Revenue Code）36B 条的要求相一致。个人交易所只有在申请人满足了相应的资格标准（见表 2-2）后，才可以提供这笔预付款。

表 2-2　确定是否享有补贴资格的标准

个人交易所或卫生部在裁定某位申请人是否享有下列补贴资格时,必须依据以下标准:	
保费税收抵免预付款	• 符合通过交易所加入 QHP 的资格标准 • 不享有最低基本保障的资格(除了通过个人健康保险市场) • 作为纳税申报单位的一部分 • 参加了通过交易所提供的 QHP • 家庭收入在联邦贫困线(FPL)的 100% 至 400% 之间,或者在联邦贫困线的 100% 以下,同时是一个在美合法居留的外国人(由于其在美国的居留期不符合医疗救助计划的要求)
费用分担补贴	• 符合通过交易所加入 QHP 的资格标准 • 符合获得保费税收抵免预付款的资格标准 • 通过交易所加入了一个白银计划(Silver Plan) • 家庭收入在联邦贫困线(FPL)的 100% 至 400% 之间

与此类似，个人交易所也可以直接裁定费用分担补贴的资格，或者执行卫生部做出的裁定。如果个人交易所选择自行裁定有关费用分担补贴的申请人资格，那么它同样必须遵守表 2-2 中所列示的各项标准。

如果个人交易所选择不直接裁定保费税收抵免的申请人资格，或者不直接裁定费用分担补贴的资格，而是采纳卫生部做出的裁定，那么个人交易所就需要向卫生部提供所有搜集的和被验证过的信息。在这个过程中，个人交易所不提供建议，相反，它只是与卫生部共享信息，然后负责执行由卫生部所做的关于资格认定的决议。

3. 州医疗救助计划和儿童健康保险计划的资格

个人交易所可以裁定或者评估申请人是否有资格加入州医疗救助计划（以下简称 Medicaid）和/或儿童健康保险计划（以下简称 CHIP）。如果个人交易所裁定了有关医疗救助计划和/或儿童健康保险计划的资格，那么它同时必须负责合格申请人的登记加入工作。一旦申请人被认定符合条件，个人交易所就必须将申请人的信息报送给州 Medicaid 机构或 CHIP 机构①，从而使其加入生效。

个人交易所同样可以仅评估加入 Medicaid、CHIP 的资格。如果申请人被评估为符合某一计划的条件，那么个人交易所必须将其搜集到的和验证过的信息报送州 Medicaid 机构或 CHIP 机构，以便这些机构能够对申请人的资格做出最终认定。在这种情况下，交易所仅仅是提供建议并且与相关机构共享信息，它并不负责对申请人的资格做出最终裁定，而只负责执行相关机构做出的最终裁定。

奥巴马医改法案实施后，有关医疗救助计划资格的最终规则发生了一些变化，这表明州 Medicaid 机构和 CHIP 机构需要决定个人交易所是否可以裁定或者评估其计划的资格。此外，法律还阐明，一些个人可以依据调整后总收入（Modified Adjusted Gross Income，MAGI）享受医疗救助计划，而另一些个人则没有这项经济资格。这一规定使各州的 Medicaid 机构可以根据是否享有 MAGI 资格对人群进行划分，然后分别决定个人交易所在裁定或评估医疗救助计划资格时所发挥的作用。表2-3列示了个人交易所在裁定或评估个人资格时必须遵守的标准，此处的个人是指那些依据

---

① 这两类机构是隶属州政府的行政管理机构。

MAGI 确定经济资格的个人。对于那些不能依据 MAGI 确定其经济资格的个人，应当使用何种资格确定或评估的详细标准，则不在本书的讨论范围之内。

表 2 - 3　基于 MAGI 裁定或评估加入 Medicaid 和/或 CHIP 的标准

基于 MAGI，依据下列标准，个人交易所可以裁定或评估申请人是否有资格参加 Medicaid 和/或 CHIP

	裁定	评估
参加 Medicaid	• 对于那些依据 MAGI 确定经济资格的人群，必须符合医疗救助计划的非财务标准 • 家庭收入等于或小于医疗救助计划所适用的 MAGI 收入标准 • 年龄在 19 岁以下的孕妇，或是需要抚养子女的父母，或是没有权利或未能参加医疗照顾计划 A 部分或 B 部分的 65 岁以下的个人	• 依据 Medicaid 所适用的 MAGI 收入标准，以及公民身份或移民身份做出评估，借助各种验证规则和与医疗救助法规相一致的程序，无论这些标准是如何由州医疗救助机构实施的 • 对于州医疗救助计划机构有关申请人资格的最终裁定必须严格执行
参加 CHIP	• 符合儿童加入 CHIP 的所有条件 • 家庭收入等于或小于 CHIP 所适用的 MAGI 收入标准	• 依据 CHIP 所适用的 MAGI 收入标准，以及公民身份或移民身份做出评估，借助各种验证规则和与 CHIP 法规相一致的程序，无论这些标准如何由州 CHIP 机构实施 • 对于州 CHIP 机构有关申请人资格的最终裁定必须严格执行

4. 加入基本健康计划的资格

基本健康计划是一个针对那些不符合医疗救助计划资格的低收入个人的健康保险计划，用以代替那些合格个人通过交易所获得的医疗保障。各州可以选择是否实施 BHP，因此，只有那些选择实施 BHP 的州，其健康保险交易所才需要与 BHP 机构进行合作。

如果州政府选择建立 BHP，个人交易所就需要裁定申请者是否有资格参加 BHP，并且帮助申请者加入这一计划。表 2 - 4 列示了个人交易所在裁定加入 BHP 所需资格时必须使用的一些标准。

表 2 - 4　裁定加入 BHP 所需资格的标准

个人交易所在裁定某位申请人是否可以加入 BHP 时，必须依据下列标准：

加入 BHP	• 本州居民，同时不享有州医疗救助计划的资格 • 不享有最低基本保障的资格，或其无力承担雇主资助的健康保险（Employer-Sponsored Insurance，ESI） • 在计划开始时未满 65 岁 • 家庭收入在联邦贫困线（FPL）的 133% 至 200% 之间，或者在联邦贫困线的 133% 以下，同时是一个在美合法居留的外国人（由于其在美国的居留期不符合医疗救助计划的要求）

（二）对上市的健康保险计划进行合格认证和评级，以便消费者选择

交易所必须确保上市的健康保险计划是经过认证的。如果某项健康保险计划达到最低标准，并且交易所认定该项保险符合合格个人和雇主的最佳利益，交易所就可以认定该项计划为合格健康保险计划。

被保险交易所认定为合格的健康保险计划，应当满足以下要求：保证有充足的医疗服务提供者可供患者选择（其中包括为低收入人群提供服务的社区医疗服务提供者）；获得包括消费者评价调查等一系列医疗质量评估的达标认可；使用标准化的保单来提供健康保险计划的选项；遵守健康保险市场的相关法律法规要求，包括保证承保、使用社群费率①等（Kaiser Family Foundation，2010a）。

对上市的健康保险计划进行合格认证和评级，将减少消费者选择时的信息成本。健康保险保单条款的一个重要特征是专业性强，其中不仅涉及保险类技术术语，同时还涉及其他经济类、医疗类以及法律类技术术语。如果保单使用模糊不清或晦涩难懂的词语，将导致普通消费者处于信息劣

---

① 不得以投保者过往病史为由拒保或者收取高额保费。

势地位，而他们要理解和比较不同的健康保险产品，显然要花费时间甚至金钱成本。

除了给上市的健康保险计划颁发认证证书，交易所还必须建立有关换发新证和吊销证书的程序。换发新证的程序至少应当包含对一般认证标准的重新审核，且必须在日历年度的 9 月 15 日之前完成。吊销证书的程序至少应当包含以下要求：如果交易所认定某项上市的健康保险计划不再符合认证标准，那么它就可以随时吊销该计划的证书；交易所应当建立吊销证书的上诉程序；并且对于被吊销证书的计划应当通知所有的利益相关者，包括上市的健康保险计划的发行人（即保险公司）、交易的参加者、卫生部以及州保险部门。

交易所还有其他与健康保险计划管理有关的职责。例如，交易所必须要求那些希望获得 QHP 资格认证的保险公司在计划生效之前提供有关费率增加的正当理由，并且要求它们在其网站上发布提高费率的信息。同时，卫生部部长也会建立一个以相对质量和价格为基础的 QHP 评级系统。

交易所将依据卫生部部长制定的标准对每个 QHP 指定一个评级，并通过其网站公布这些质量评级信息。

交易所健康保险计划的相关内容见表 2 - 5。

表 2 - 5　交易所健康保险计划

交易所会按照法律和法规的要求，提供几种不同类型的健康保险计划。交易所上市的健康保险计划会提供一套全面的保障项目（如基本医疗保险，但不包括独立的牙科计划，这必须符合有限保障要求）。尽管大部分综合计划适合于任何符合交易所准入条件的个人或雇主［例如跨州的 QHP，以及消费者经营和导向计划（CO - OP）QHP］，但有一些计划仅仅适用于特定群体（儿童专用的 QHP 和大病 QHP）。最后，某些在交易所上市的保险计划也可以在场外交易。

1. 上市健康保险计划的条件

（1）合格健康保险计划的条件。

总的来说，如果健康保险计划符合有关市场营销、医疗服务提供者选择、医疗服务网络等各项要求，或者被交易所认可，交易所就会裁定那些符合标准的综合保险计划为合格健康保险计划。此外，所有的QHP都必须遵守对基本医疗保险的保障范围、费用分担和保障水平的规定。除了合格健康保险计划，交易所还会提供跨州的QHP、儿童专用的QHP，以及消费者经营和导向计划（CO-OP）QHP。

提供QHP的保险公司必须是取得经营许可的，同时必须在它销售保险的各州拥有良好的声誉；必须至少提供一种QHP，可以分别提供白银级别和黄金级别的保障水平；必须遵守交易所的各项规章制度。保险公司既可以在交易所外销售QHP，也可以在交易所内销售，即便QHP是通过保险代理人销售的，其保费水平也必须保持一致。

（2）跨州的合格健康保险计划的条件。

跨州的合格健康保险计划可以在全国范围内提供QHP，所以个人和小型企业无论其居住在哪个州，都能加入这些计划。联邦公务员管理局（Office of Personnel Management，OPM）局长将与保险公司签订合约，最终使在所有州的每个交易所内至少能够提供两款跨州的合格健康保险计划（MSQHP）。任何有资格通过交易所购买保险的个人都可以加入跨州的合格健康保险计划。这种加入是自愿性的，同时个人也可以享受保费税收抵免和费用分担补贴。

每个MSQHP合同至少为一年，并且若任何一方都没有提出终止，则合同将自动续约。至少有一个合同是与非营利性实体签订的，并且至少有一个合同规定禁止提供堕胎医疗保障。如果一家保险公司能够承诺其提供的保险计划第一年覆盖至少60%的州，第二年覆盖至少70%的州，第三年覆盖至少85%的州，并且随后能够覆盖所有的州，那么公务员管理局局长就会与之签订合同。

提供MSQHP的保险机构必须符合一定的要求且执行相关的政策。例如，提供MSQHP的保险机构必须符合每一个州的交易所的各项要求，在每个州提供包括基本医疗保障在内的一致性保障，并且遵守保险公司在联邦雇员健康保险计划（FEBHP）下提供健康保险的最低标准。然而，与其他通过交易所提供的 QHP 不同，QHP 由州进行监管，而 MSQHP 是由州颁发许可，但受联邦公务员管理局的监管。例如，联邦公务员管理局有权对 MSQHP 加入某个交易所进行首次认证、重新认证以及吊销认证。如果联邦公务员管理局对某个 MSQHP 进行了认证，那么该 MSQHP 即被视作可以加入每个州的交易所。

（3）儿童专用的合格健康保险计划的条件。

奥巴马医改法案要求保险公司在交易所提供 QHP 的同时提供一个儿童专用计划。儿童专用计划会对那些年龄在 21 岁以下的个人提供 QHP 保障。该法案要求儿童专用计划必须与合格健康保险计划提供相同的保障水平（青铜级别、白银级别、黄金级别或白金级别）。

（4）消费者经营和导向计划的条件。

为了"促进合格的非营利性健康保险机构在允许提供这些计划的州的个人市场和小团体市场提供合格的健康保险计划"，奥巴马医改法案建立了消费者经营和导向计划（CO－OP）项目，为该项目批准了 34 亿美元的资金支持。卫生部部长将向非营利性组织提供启动资金和偿付能力贷款，以帮助它们成为合格的保险机构。

由接受 CO－OP 贷款的机构提供的健康保险计划可以被认定为 CO－OP QHP；如果某项健康保险计划属于 CO－OP QHP，那么交易所必须承认该计划符合加入交易所的条件。CO－OP QHP 加入交易所的资格存续期为两年，此后每两年需要对资格进行重新认定，直至长达 10 年的贷款到期。为了获得资格认证，CO－OP QHP 必须符合下列条件：所有认证 QHP 必须具备的标准；各州交易所对 QHP 经营的具体规定（除非那些标准不针对由于新成立或是基于 CO－OP 固有特点而获得贷款的保险机构）；有关法律法规中规定的 CO－OP 项目必须具备的标准。老年医疗照顾和医疗救助服务中心（The Centers for Medicare and Medicaid Services, CMS），或者由 CMS 指定的实体，将有权对 CO - OP QHP 加入交易所的资格进行认证。

接受 CO - OP 贷款的保险机构必须为个人交易所提供白银和黄金级别保障水平的 CO - OP QHP，这些交易所服务的区域主要是该保险机构的注册许可地，并且该保险机构打算在此提供健康保险产品。通过个人交易所购买 CO - OP QHP 的投保人可以获得保费税收抵免和费用分担补贴。

（5）大病计划的条件。

保险机构可以在交易所提供大病计划（Catastrophic Plan），这些大病计划的精算价值将低于合格健康保险计划所要求的保障水平。由于这些计划的保障水平较低并且费用分担比例较高，因此它们的保费相对低廉。大病计划必须满足以下条件。

第一，仅适用于年龄在 30 岁以下的个人，或者适用于那些由于无力购买保险或面临困境而被豁免义务的个人。

第二，包括基本医疗保险的保障内容。

第三，包括至少三次初级保健门诊。

第四，其免赔额符合现行税法中关于高免赔额医疗保险（对于预防性保健服务不适用免赔额）费用分担的限制规定。

第五，只在个人健康保险市场上提供。

（6）独立的牙科保障的条件。

奥巴马医改法案允许保险公司在交易所提供独立的牙科保险，只要这些保险包含儿童口腔服务（如基本医疗保险条款中规定的那样）。交易所的正式法规明确指出独立的牙科保障可以在合格健康保险计划之外单独提供，也可以与 QHP 合并在一起。当然交易所不会把提供独立的牙科保障限制在这两种方式内。换句话说，保险机构可以全权决定：①它们是否提供独立的牙科保障；②它们以何种形式提供这些保障（与 QHP 相分离还是合并）。

2. 健康保险交易所与合格健康保险计划之间的合同关系

健康保险交易所与合格健康保险计划之间的合同关系分为两类：一是被动认证模式；二是主动购买者模式。

美国科罗拉多、夏威夷、马里兰、内华达、犹他和华盛顿等州选择了被动认证模式，要求交易所与所有符合法律标准的 QHP 签订合同。另外还有一部分州把交易所确定为主动购买者（Active Purchasers），要求交易所有选择地与 QHP 签订合同。一个作为主动购买者的交易所可以把选择性地订立合约作为一种提升健康保险计划质量的手段，鼓励健康保险计划更好地协调医疗服务的提供或者争取更为优惠的医疗服务价格。

3. 费率信息审查

奥巴马医改法案规定寻求某款产品获得 QHP 认证的健康保险公司必须向交易所证明其每次提高保险费率是合理的，并且还规定交易所应在考虑该计划历次提高费率的基础上，做出是否允许该计划加入交易所的决定。有 5 个州（加利福尼亚州、康涅狄格州、夏威夷州、马里兰州和佛蒙特州）和哥伦比亚特区明确了交易所在审查 QHP 保险费率中的职责；在这些州中，加利福尼亚州、康涅狄格州和哥伦比亚特区规定，保险计划的费率信息不但必须向交易所提供，而且交易所可以使用这些信息挑选 QHP。在加利福尼亚州和哥伦比亚特区，交易所在挑选 QHP 时必须将费率因素纳入考虑范围。与此同时，康涅狄格州的法律授权交易所在认证 QHP 时可以考虑费率因素。

4. 基本医保目录管理

荷兰健康保险清算所（CVZ）负责对基本医保目录的内容进行权衡，以保证基本医保目录可以提供不同期限、内容广泛的基本医疗保障，并且在质量、便利性和可负担性三者之间有一个良好的平衡。

CVZ 对基本医保目录进行的管理主要包括以下各项内容。

第一，基于被保险人在健康保险法（Zvw）和特殊医疗费用法（AWBZ）中所享有的权利，对基本医保目录的内容进行严格审查。哪些项目应该包含在基本医保目录内？哪些项目又是应该增加或者被删除的？如何确定某项内容是被保险人所享有的权利？主动或者应邀给卫生、福利和体育部（VWS）提供建议。

第二，确保所有参与医疗保障的各方都能了解被保险人的权利。向保险公司、经办机构、医疗服务提供者以及被保险人解释基本目录的内容。

第三，当被保险人和保险公司或者经办机构之间出现争议时（如对某位被保险人是否有权获得某项保障的报销无法达成一致时），提供建议。

第四，为特殊医疗费用法的正确实施制定规则，以确保被保险人能够获得其应有的保障。

第五，分析和评估医疗保障的发展和由此导致的费用变化之间的关系。

对于何种医疗保障项目应当被纳入基本医保目录，CVZ 有以下四项评估标准。

第一，必要性。在当前的社会背景下，这项疾病或者必要的医疗服务能否被证明有助于巩固社会团结？

第二，有效性。医疗服务的提供形式是否符合社会大众的基本预期？

第三，成本效益性。性价比能否被广泛接受？

第四，可行性。纳入基本医保目录的项目在当前和长远来看是否可行？

三个专家委员会为荷兰健康保险清算所开展基本医保目录管理提供协助：①药品报销委员会，负责审查新药是否应当被纳入基本医保目录；②基本医保目录解释委员会，根据法定标准说明某项保障内容是否被纳入保险范围；③基本医保目录咨询委员会，保证 CVZ 对基本医保目录内容提出的建议都是基于社会大众的角度；

5. 合格健康保险计划的质量评估

尽管奥巴马医改法案要求 QHP 必须包含质量改进策略，但就基本医疗保险来讲，联邦政府并没有制定全面贯彻 QHP 质量的标准。与此类似，只有一部分州明确了交易所在质量监管上的义务。有 3 个州（康涅狄格州、马里兰州和佛蒙特州）和哥伦比亚特区将监管 QHP 质量作为交易所的一项职责。佛蒙特州保留了制定超越联邦要求的质量标准的权利，康涅狄格州则指示其交易所对 QHP 的质量改进和质量评估制定书面标准。

（三）推行标准化保单，减少信息不对称

健康保险公司很容易通过对一些特殊医疗保障服务采取置入、排除或者限制的方式实现产品差异化，通过细分市场以避免市场价格竞争，或者使消费者进行价格比较变得困难。健康保险市场容易实现细分的另一个原因在于，医疗服务在很大程度上具有地域性。

为了减少保险人和投保人的信息不对称，法律要求在保险交易所上市的保单除了做到条款通俗化以与大多数消费者的理解能力相匹配之外，还着重推行保单条款标准化。

交易所上市的保单应当使用统一的报名表和标准化的格式，采用标准条款——比如保证续保条款（Guaranteed Renewal of Insurance）① 等，并建立统一的承保和费率规则。

保单条款标准化主要包括两方面：一是保障范围标准化；二是保障水平标准化。一般来说，交易所的健康保险计划必须：①至少包含基本医疗保障（Essential Health Benefits，EHBs）；②有限的费用分担，包括自付费

---

① 要求商业保险机构不得在投保人患病以后单方面终止保险合同。

用；③提供的保障水平符合下列四种保险计划之一，这四种保险计划的保障水平均基于精算价值确定。

1. 保障范围标准化

奥巴马医改法案指定了至少十大类必须被纳入 EHBs 保障范围的项目，包括：①门诊病患服务；②急诊服务；③住院治疗；④产妇及新生儿护理；⑤精神健康和理解障碍服务，包括行为健康治疗；⑥处方药物；⑦康复服务及装置；⑧化验室服务；⑨预防、保健和慢性病管理；⑩儿科服务，包括口腔和视力保健。

在法律规定 EHBs 必须包含的保障项目之外，各州还可以增加项目。然而，各州在要求健康保险计划提供超过 EHBs 保障范围的项目时，必须承担提供这些额外保障项目的全部费用，对所有计划均应如此，并且无论个人是否获得有关保费或费用分担的财政资助。对于那些受到州政府关于保障内容强制性规定影响的保险计划，州直接向健康保险计划的投保人提供补贴，或者为了投保人的利益向那些计划提供补贴。

定义 EHBs 的大部分责任由卫生部部长负责，他必须把相关内容通知公众并请大家发表意见。卫生部部长确定 EHBs 必须遵守的指导方针，包括确保 EHBs 的保障范围与有代表性的雇主健康保险计划（经过老年医疗照顾和医疗救助服务中心的总精算师认证）的保障范围相一致，同时 EHBs 必须符合法律规定的公平和其他标准。为了协助卫生部部长确定这些事项，法律要求劳工部部长开展一项有关雇主提供健康保险的调查。

奥巴马医改法案并没有明确对卫生部部长应当何时完成对 EHBs 的定义规定截止日期。迄今为止，卫生部也没有发布定义 EHBs 的规章制度。相反，卫生部发布公告称"EHBs 将由各州自行选择一个基准计划来进行定义"。卫生部提供了四个基准计划类型，供各州在定义本州的 EHBs 时进行选择：①本州小团体健康保险市场上参保人规模排名前三的计划之一；②本州参保人规模排名前三的雇主健康保险计划之一；③联邦雇员健康保险计划（FEHBP）提供的参保人规模排名前三的全民计划之一；④本州境内参保人规模最大的非医疗救助型商业健康维护组织提供的计划。

为了在这方面帮助各州，卫生部对上面列举的各项基准计划类型进行了调研，指出了每一类中最大的计划（通过参加人数进行区分），并对这些健康保险计划目前提供的保障项目进行了记载。卫生部发现，到目前为止，最大的全国性的联邦雇员健康保险计划是由蓝十字蓝盾提供的；同时，尽管小团体计划在各州之间存在差异，但其中加入人数最多的计划通常是由大型商业保险公司提供的。

卫生部要求各州在 2012 年 9 月 30 日之前确定各自的基准计划。到目前为止，卫生部尚未公布有关各州最终选择的信息。

2. 费用分担的标准化

费用分担包括对健康保险计划提供的医疗服务设置免赔额和共付比例。奥巴马医改法案要求对交易所上市的健康保险计划加之于投保人的费用分担总额进行限制，这些限制性规定包括禁止：①对预防性的保健服务设置免赔额；②从 2014 年开始（随后每年将进行调整），在小团体健康保险计划中，针对被保险人自身保障（Self-only Coverage）的免赔额超过 2000 美元，或其他保障的免赔额超过 4000 美元；③对于某些高免赔额的健康保险计划，每年的费用分担限额超过现行税法规定的限额。

为了提高消费者对交易所上市保险计划的购买力，个人将以联邦税收抵免的形式获得保费补助。按照法律的规定，财政部将每月对那些向可以获得税收抵免的个人提供健康保险的保险公司进行拨款，以帮助它们全部或部分地弥补个人的月度保费。此外，一些获得保费税收抵免的个人还可以领到费用分担补贴。交易所在确定个人是否有资格获得费用资助以及计算费用资助的金额方面负有责任。

3. 保障水平的标准化

交易所上市的健康保险计划必须以精算价值（Actuarial Value，AV）为基础，调整其费用分担条款以便符合四种保障水平之一。精算价值是对计划保障水平的总体评估，它表示保险公司向标准人群征收一定保费后，预计将要赔付的医疗费用的比例。换句话说，精算价值反映了费用分担可能出现的相对比例。一般来说，精算价值越低，费用分担比例越高。

奥巴马医改法案授权美国卫生部部长就健康保险计划保障水平的确定颁布法规。这一保障水平的确定将基于基本医疗保障的内容和标准人口。美国卫生部将使用全国范围内的标准人口数据，同时各州也可以自行选择使用基于本州理赔数据确定的本州标准人口。

（四）提供多层次的私营基本健康保险计划，增加各类基本健康保险计划之间的成本差异，提高消费者的成本意识，引导消费者做出有效选择

1. 保障等级的差异化

健康险计划可以提供四种保障等级，随着保险机构赔付率的不同而变化。每一级别的保障水平都被命名为一种贵金属，并且对应特定的精算价值（见表2-6）。

表2-6 奥巴马医改法案四种保障等级的健康保险计划

单位：%

保障水平	精算价值	保障水平	精算价值
青铜	60	黄金	80
白银	70	白金	90

如表2-6所示，青铜等级的保障水平等于健康保险计划精算价值的60%，患者自付额（Out of Pocket）的上限参照当前法律对健康储蓄账户

自付额上限的规定；白银等级的保障水平等于健康保险计划精算价值的70%，患者自付额的上限参照当前法律对健康储蓄账户自付额上限的规定；黄金等级的保障水平等于健康保险计划精算价值的80%，患者自付额的上限参照当前法律对健康储蓄账户自付额上限的规定；白金等级的保障水平等于健康保险计划精算价值的90%，患者自付额的上限参照当前法律对健康储蓄账户自付额上限的规定（Kaiser Family Foundation，2010d）。

一个有资质的保险公司必须在其健康保险计划上市的交易所内，至少分别提供一个白银级别和一个黄金级别的保险计划。

健康保险计划可以提供不符合以上四种保障等级的大病保障，但必须是为30岁以下的参保者，或者是保费超过其收入的8%以致无法购买保险的人群。这些大病保障计划收取较低的保费并提供较少的保障，其保障水平将根据美国现行法律对健康储蓄账户的规定办理，但是预防性保健支出和三次全科医疗服务将从起付线中得以豁免，大病保障计划仅适用于个人保险市场（Kaiser Family Foundation，2010a）。

2. 交易所发展多层次的私营基本健康保险计划

交易所上市的健康保险计划包括管理式医疗计划和传统医疗计划，可以通过价格杠杆引导消费者选择定点医疗网络。在现代医疗市场，私营保险机构为消费者提供多种管理式医疗计划，不同的医疗计划可供消费者选择的医疗网络的范围不同，形成多层次的医疗网络。一般来说，对投保人医疗网络范围限制越多的管理式医疗计划，其价格越便宜，原因在于私营保险机构通过对投保人医疗网络的限制，可以形成团购机制，以市场的力量控制过度医疗供给。在压低医疗费用的同时，反过来吸引消费者选择定点医疗网络，控制过度医疗需求，后者如小病大看，看病聚集于大医院。以美国市场为例，私营保险机构通常为消费者提供HMO、PPO、POS等管理式医疗计划和传统医疗计划。各类管理式医疗计划都程度不同地以较低的保费、较低的自付率或较低的起付线等价格杠杆，诱导病人选择定点医疗网络。传统医疗计划不设定点网络，病人完全自主选择医疗供应方，采用费用报销模式，但价格昂贵。

正如 Maarse（2011）所指出的，仅仅提高健康保险市场的竞争程度并无意义，真正的考验是能否借此提高医疗服务体系的效率和创新能力，并加强以患者为导向（Patient-oriented）。交易所发展多层次私营基本健康保险计划的意义，在于发挥私营保险机构对医疗服务的精细化管理功能，提升医疗市场的效率。

（五）提高信息透明度，构建消费者援助机制

第一，强化信息披露，帮助消费者更好地了解并选择健康保险计划。保险交易所上市的健康保险计划应当向公众公布以下信息：理赔的政策和做法、定期财务状况、资料登记方式、拒赔原因、制定费率的方式、患者成本分担信息、用于支付定点医疗网络之外的费用、投保者和参与者的权利等。

第二，保险交易所应当以质量和价格为基础，为上市的每个健康保险计划评级。

第三，保险交易所应当维护一个互联网站，投保人从这里可以获得对健康保险计划进行比较的信息。在其网站公布由卫生部开展的有关交易所上市健康保险计划消费者满意度的调查结果，在某种意义上，这使比较参加者的满意度水平变得简单。

第四，提供电子计算器，帮助人们计算在获得税收优惠和成本分担额补贴之后的实际保险成本。

第五，奥巴马医改法案要求交易所必须提供一个免费的热线电话，处理消费者提出的请求，告知残障人士和英语表达能力有限的个人他们可以获得的各项帮助与服务。

第六，建立一个领航项目，向合格的个人和实体提供有关交易所的信息，并帮助个人选择通过交易所上市的健康保险计划。领航员也需要积极开展活动以提高对交易所的认识。交易所可以允许代理人和经纪人担任领航员，只要他们各方面均符合资格标准。如果代理人和经纪人符合一定的条件，交易所同样可以允许他们吸收个人和雇主加入交易所提供的 QHP。

第二节　提供风险平衡清算平台，化解"第三条道路"中"强制"与"私营"的内在矛盾

基本健康保险中的"强制"与"私营"能否有机结合，取决于其中的定价与财务机制。定价与财务机制必须解决两个问题：一是强制承保引起一部分保险公司参保人群中患者太多所致亏损问题；二是强制参保引起穷人缴费能力不足问题。

目前，在美国、德国、荷兰和瑞士等国，强制私营健康保险制度对投保人执行社群定价，即私营保险机构以相同的保险费率为投保人提供健康保险保单，而无论投保人健康状况如何。社群定价是为了实现健康人群和患病人群之间的互助，以利于基本健康保障的全覆盖。但是，当强制要求保险机构对投保人执行社群定价时，一部分保险机构可能因为吸收患病人群过多而出现亏损。因此，需要在基本健康保险基金内部进行风险调剂，建立风险平衡机制，在基本健康保险基金内部对保险机构执行按疾病因子调整后的风险保费。风险平衡机制可以不需要政府财政资金的介入，或者说是财政中性的；也可以由政府财政给予大病患者补贴。另外，总会有一部分人群因为贫穷买不起法定的基本健康保险，这时需要政府对穷人的保费进行财政补贴，通过政府的再分配，实现中高收入人群对低收入人群患病时的救助。

强制私营健康保险的财务机制包括两种，分别是风险平衡机制和政府补贴机制。风险平衡机制是为了补贴病人，抑制保险公司的风险选择行为；政府补贴机制是为了救助穷人和儿童等弱势群体。

健康保险交易所为风险平衡机制和政府补贴机制提供了资金清算平台。

（一）为风险平衡机制提供资金清算平台

风险平衡机制是强制私营健康保险的核心财务机制。有效的风险平衡机制使医药卫生体制改革的双目标得以兼容，既能够维系社会互助，实现健康保障的全覆盖；又能够消除私营健康保险机构"撇油"的动机，把竞争集中于健康保险产品的价值和效率上——推动管理式医疗、提供高效的医疗服务。

1. 风险平衡机制的重要性及其原理

风险平衡机制的重要性在于化解强制私营健康保险两大运营原则的内在矛盾，这两大原则分别是社会互助原则和竞争原则。

（1）社会互助原则与竞争原则的内在矛盾。

基于社会互助原则，强制私营健康保险对投保人推行社群保费。美国奥巴马医改法案、德国 2007 年的医改法案、荷兰和瑞士等国都要求在提供基本医疗保障时，禁止保险公司基于健康状况，将既往症排除在保障范围以外；无论投保人健康状况如何，保险公司都应当以相同的保险费率为投保人提供健康保险，实施社群定价。

然而，在竞争机制下，私营保险机构的理性选择是"撇油"。原因在于投保人群中的健康风险具有不对称性。图 2-1 表明，如果对美国总人口按照每年的医药费用进行分类，一个明显的格局就是：前 1% 的人口消耗了总人口医药费用的 21.8%；前 20% 的人口消耗了总人口医药费用的 81.2%；另外后 50% 的人口几乎没有任何医药费用支出，其花费仅占总人口医药费用支出的 2.9%（见图 2-1）。投保人群中健康风险的不对称性，对私营保险机构的理性经营行为产生了较大影响。例如倾向于把保险卖给低风险人群，而拒绝承保那些高风险人群。虽然法律能够禁止保险公司进行风险选择，但是法律的干预会带来不公平竞争问题——一部分保险公司因为偶然性或者地域等原因吸收了较高比例的健康风险状况不佳的病患者，这将使它们退出市场；或者鼓励保险公司用更加隐蔽或间接的手段来规避风险，例如进行选择性销售，或者构建自己的医疗服务提供者网络以排除那些被高风险病患所偏好的医生和医院（Kaiser Family Foundation，2012b）。

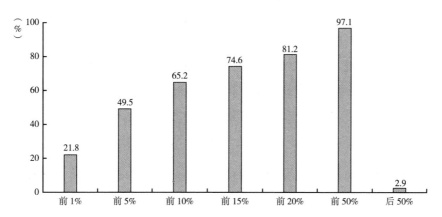

图 2-1　2009 年美国人口中的医药费用分布

注：医药费用包括个人报销的费用加上自付费用。
资料来源：Kaiser Family Foundation（2012b）。

（2）以交易所为平台构建风险平衡机制，化解社会互助原则与竞争原则的内在矛盾。

风险平衡机制是健康保险市场社会互助性竞争秩序的财务基础。社会互助原则强制要求私营健康保险机构对投保人实行社群保费，竞争原则又使风险保费很有必要。

以交易所为平台，构建风险平衡机制化解上述矛盾的基本思路是：对投保人征收以社会互助方式计算的社群保费，由健康保险交易所计算风险等价的保费，风险平衡补贴通过健康保险交易所由低风险保险机构向高风险保险机构进行转移支付（见图 2 - 2）。

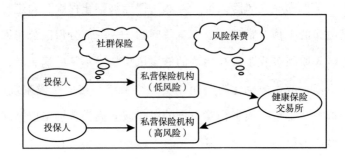

图 2 - 2　风险平衡机制原理（内部模式）

风险平衡机制成功实施的关键：一是准确评估参保人群的健康风险，按照风险特征对参保人群进行分组；二是确保私营保险机构从健康保险交易所获得风险保费，因为风险保费反映了该保险机构参保人群的风险特征。

如果风险平衡机制得以成功实施，那么从私营保险机构的角度看，在实施社群保费的情形下，恶性风险就不再成为恶性风险，私营保险机构"撇油"或选择良性风险的激励将消失（欧伯恩德，2007）。私营保险机构将有激励实施管理式医疗，尽可能经济地使用所分到的资金，以实现竞争优势。

在一个完全自由的医疗保险市场中，消费者拥有自主选择权，所有的信息都是透明的，保险公司使用各种方法最优化它们的行为：①风险选择；②保费定价；③高效的医疗服务购买；④高效的管理运作。

风险调整基金的存在把各家保险公司强制承保带来的由被保险人健康状况不同造成的成本差异降至最低。然而，这项基金并不补偿医疗保险公司由于采购低效的医疗服务而造成的成本差异。对于医疗保险公司来说，尽其所能用合理的价格采购高品质的医疗服务并高效地管理定点医疗网络，以维持医疗保险费率的竞争性是非常必要的。

2. 交易清算所的运营：以瑞士和荷兰实践为例

瑞士健康保险清算所负责实施法定健康保险的风险平衡机制，并接受联邦内政部监管（见图2－3）。

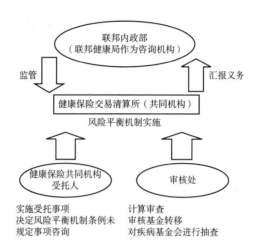

图2－3 瑞士风险平衡机制实施机构示意图

1991年12月13日瑞士出台了一项联邦决议，从1993年1月1日起，采取建立风险平衡机制的暂时性措施。从1996年1月1日起，这项措施被写入《联邦健康保险法》正式确立下来。

2007年12月1日，联邦议会颁布了一项新的关于风险平衡机制的法案。按照新的改革方案，风险平衡机制不仅要考虑参保人的年龄与性别，同时还要考虑参保人在过去一年中住院和疗养的情况，健康保险清算所在2011年重新修订之前的风险平衡制度，并决定在2010年第一个试验期之后继续开展第二个试验期以及建立中央平衡机制申报站（ZEMRA），用来提供、更新疾病基金会的数据。根据新的风险平衡机制，更新的疾病基金会的参保人住院治疗和疗养院护理的情况也作为考量因素。中央平衡机制申报站在2011年下半年正式运营，负责第二个试验期的部署。在BDO

AG 咨询公司的建议下，健康保险清算所委托申报站修订第二个试验期的方案。BDO AG 公司审查了申报站的方案修订报告，对该报告中采集、加工和汇总的关于更新参保人疾病基金会的数据的正确性予以了肯定。此外，清算所还制作了若干报告书，详细地描述了新的风险平衡方案提出的要求和数据提供的基本原则。清算所相信，这项措施有助于为 2012 年建立新的风险平衡机制奠定坚实的基础。2011 年 9 月 30 日，议会还通过了管理式医疗法案和另外一项完善风险平衡机制的法案。最迟至 2011 年 4 月底，所有的疾病基金会都必须向清算所提交 2010 年常规风险平衡机制的各类数据。

清算所将搜集到的数据优化，并制作研究报告。依据这些数据，清算所确定了 2010 年最终的风险平衡分配额，预测了 2011 年的风险平衡前景并计算了 2012 年的风险平衡支出。2010 年最终风险平衡分配额度为 15.46 亿瑞士法郎，与上一年度相比略有下降（降低 1500 万瑞士法郎）。清算所对各疾病基金会提供的 2011 年数据的正确性进行了抽查，两家基金会需要重新提交数据。

为了保证风险平衡机制的有效实施，交易所应当在风险平衡补贴的征收和分配给保险公司的过程中发挥关键作用。以荷兰健康保险清算所为例，CVZ 实施风险调整措施以确保那些承保了大量高风险患者（老年人、受教育程度较低者、慢性病患者）的保险公司能够持续履行其承保所有被保险人的义务。估算一个支付给保险公司的总金额，作为他们承保高风险患者的补偿。据此，CVZ 每年年初都会提前估算各种类型的保障项目的成本，然后在年末根据实际发生的成本进行再次计算。CVZ 使用荷兰公民的各种重要数据对此进行估算和计量，如医疗费用支出和医院干预的数量。

简而言之，CVZ 的风险调整措施包括：①在年初，根据事先估算，把每年收缴的保费预先分配给保险公司和经办机构作为其预算内资金；

②在年末，根据实际医疗费用支出情况对这些预算进行再次计算，并且与保险公司和经办机构进行结算；③向保险公司和经办机构通知有关风险调整的措施；④向保险公司和经办机构通知他们必须执行的有关会计责任和信息提供义务的规定；⑤应卫生、福利和体育部的要求，对改进预算系统提出意见。

CVZ 是荷兰法定健康保险风险平衡机制的一个环节，其他不可或缺的环节还包括卫生、福利和体育部、荷兰卫生局、荷兰健康保险协会（代表荷兰健康保险提供者的行业组织）以及保险公司。CVZ 确保风险平衡机制得到有效的贯彻和持续的改善。

（二）为政府补贴机制提供资金清算平台

强制私营健康保险的目标之一是实现基本医疗保障的全覆盖，通过政府补贴使基本健康保险更易负担，鼓励人们积极参保，使覆盖范围更加广泛。补贴针对被强制参保的中低收入阶层，以降低其健康保险的保费负担。值得注意的是，贫穷阶层一般被另外纳入政府救助范围，比如在美国贫穷阶层通常被纳入州政府的穷人救助计划。奥巴马医改法案规定，对收入低于联邦贫困线的人不强制参保，对收入低于个人所得税申报起点的人也不强制参保。下文以奥巴马医改法案为例，对交易所为政府补贴机制提供资金清算平台加以说明。

1. 执行保费税收抵免

奥巴马医改法案规定了新的联邦税收抵免条款，自 2014 年开始，帮助中低收入者支付交易所提供的保险计划的保费。保费抵免是一种预付的、可退还的税收抵免，这意味着纳税人无须等到税收年度结束就可以获得税收抵免。预付款实际上将直接流向保险机构，并且即使他们没有或者仅有一小部分的联邦所得税纳税义务，也可以申请全额税收抵免。

　　为了获得保费抵免资格，个人必须：①家庭收入在联邦贫困线的100% 至 400% 之间，但有例外；②无法享受医疗救助计划、医疗照顾计划或其他类型的最低基本保障计划（除了通过个人健康保险市场）；③参加了一个交易所的保险计划；④作为纳税申报单元的一部分。

　　每个人的税收抵免额度各不相同，这取决于纳税人（包括其抚养的子女）的家庭收入、纳税人（及其抚养的子女）参加的保险计划的保费以及其他因素。在某些情况下，抵免金额可以覆盖全部保费，纳税人无须支付任何保费。在其他情形下，纳税人必须支付一部分或者全部保费。

　　交易所自己负责裁定个人获得保费抵免的预付金额，或者直接执行卫生部做出的裁定。如果交易所自己做出裁定，那么它必须负责计算一个预付款额度，并且应当与国内税收法 36B 条的要求相一致。

　　2. 执行费用分担补贴

　　在交易所内，那些能够获得保费抵免的个人通常也可以获得医疗费用分担补贴。根据美国卫生部发布的指导意见，联邦政府将每月对那些向可以获得补贴的个人提供健康保险的保险机构进行拨款，以降低个人在使用医疗服务时需要承担的费用分担金额。可以获得保费抵免并且在交易所参加了白银计划的投保人，也有权获得费用分担补贴。如前文所述，对交易所内的保险计划，其费用分担的总额将依据联邦税收法规的要求进行限制。鉴于大部分交易所内的保险计划已经符合这些限制条件，费用分担补贴将进一步减少获得补贴的个人在使用医疗服务时需要支出的费用。

　　交易所负责裁定参保人是否有资格获得费用分担补贴，或者直接执行卫生部做出的裁定。为此，交易所需要采集并验证相关的必要信息，以便做出裁定，同时与卫生部共享这些信息。

小　结

　　百年来美国、英国、德国等代表性国家基本医疗保障制度的改革路径可以分为两条：一是私营化的基本医疗保障走与强制结合之路，这是美国与欧洲德语系国家基本医疗保障制度的演进之路；二是强制性基本医疗保障走与私营化结合之路，这是英国基本医疗保障制度的改革之路。但是，两条道路殊途同归，最终走向以强制私营健康保险为内涵的"第三条道路"。

　　基本医疗保障制度改革走"第三条道路"，需要不同于以往的运营载体。健康保险交易所作为基本医疗保障运营机制的创新，化解了"强制"与"私营"的内在矛盾，实现了基本医疗保障"强制"与"私营"的有机结合。

| 第 | 三 | 章 |

健康保险交易所的运作方式①

第一节　健康保险交易所的类型

健康保险交易所具有多种功能，可以成为强制私营健康保险的交易平台和风险平衡清算平台。按照不同功能，健康保险交易所可划分为三种类型，其中健康保险清算所仅承担清算功能，简易健康保险交易所仅承担交易平台功能，综合健康保险交易所可以承担上述全部功能。

（一）健康保险清算所

健康保险清算所见于瑞士、荷兰和德国，下面以瑞士健康保险清算所为例加以说明。

瑞士健康保险清算所的主要职能是提供强制私营健康保险的资金清算平台，在高风险保险机构和低风险保险机构之间进行风险调剂，分配风险平衡基金。②

---

① 本章主要参考或译自英文资料：F. Bernadette，L. M. Annie（2012）；R. Sara etc.（2012）；KFF（2012e）。

② 交易清算所的其他职能包括：承担无支付能力的保险机构的法定给付义务，决定是否免除欧盟各成员国、冰岛和挪威的退休人员及其家庭成员的保险义务，为上述人群在未及时参保的情况下指定保险公司以及资助州政府减免保费，承担州政府履行行政职能时产生的损失。如果联邦内务部认为有必要在保险机构之间重新分配储备金，可将该任务交由共同机构完成。联邦委员会可以要求共同机构处理国际事务，承担相应义务，但需要划拨相应经费。保险机构可以在互相信任的基础上委托共同机构处理管理和技术领域的事务，但需要按比例支付相关费用，并在迟延交付时缴纳滞纳金，该费用和滞纳金由共同机构依章程确定。

由于居住在瑞士的人都被强制加入法定健康保险①，且义务参保人可以自由选择一家保险机构参保，而保险机构在本辖区内不得拒绝参保人②，因此高疾病风险人群可能会集中在某些保险机构，这将会造成各类保险机构之间在赔付率或人均净赔付额等方面存在显著差异。据统计，2004 年瑞士 10 家最大的保险机构的人均净赔付额在 1050 至 3550 瑞士法郎之间波动，人均净赔付额存在最高三倍的差异。③

为了削弱投保人群中健康风险的不对称性对法定健康保险经营机构的影响，立法者建立了风险平衡机制（健保法第 105 条），着重弥补保险机构由参保人年龄和性别结构差异而导致的赔付差异。根据 2007 年 12 月 21 日实施的健康保险法修正案的规定，接纳了低于行业平均数量的女性和老年参保人以及低风险参保人的保险机构必须向清算所支付一定数额的资金④，用以补偿接纳了较多高风险参保人的保险机构。各州基本医保给付结构与保险机构的资产结构是确定风险平衡机制时重点考察的因素，而在瑞士居留并领取社会救济的寻求避难者、暂时被法定健康保险接纳但无居留证者的参保情况一般不作为重要因素。各级政府机构协助完成对参保人状况的调查。

根据健保法的规定，清算所只在各州内部的保险机构之间运行风险平衡机制（见图 3 - 1）。风险平衡机制的实施周期是 10 年，自健保法实施后即 1996 年开始第一个周期，根据瑞士联邦政府的部署，此周期又延长了 5 年。⑤ 联邦委员会制定具体实施办法，促进各保险机构节约成本，保障基本健康保险给付。

---

① 健保法第 3 条。
② 健保法第 4 条。
③ "Prämien und Reserven: Klarstellungen des Bundesrates," in: Brennpunkt Gesundheitspolitik 1 - 06, Hrg. Santésuisse.
④ 健保法第 18 条。
⑤ 参见 2004 年 10 月 8 日颁布并于 2005 年 1 月 1 日起实施的联邦法律。Ziff. I des BG vom 8. Okt. 2004 (Gesamtstrategie und Risikoausgleich), in Kraft seit 1. Jan. 2005 (AS 2005 1071; BBl 2004 4259)。

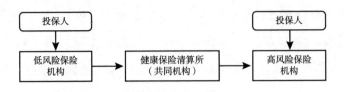

图 3-1　瑞士健康保险清算所的运行

自健保法建立风险平衡机制以来，各保险机构的重新分配资金也在逐年上涨。据统计，从 1996 年到 2004 年，资金额已从最初的 5.3 亿瑞士法郎增加至 11 亿瑞士法郎（见图 3-2）。

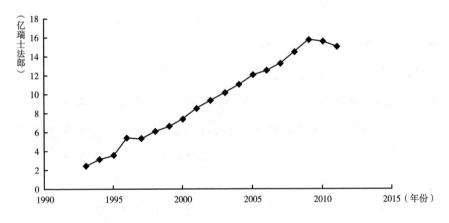

图 3-2　健康保险交易清算所再分配资金情况

资料来源：共同机构业务报告。

（二）简易健康保险交易所

简易健康保险交易所见于美国的一部分州。

简易健康保险交易所仅为基本健康保险的买卖双方提供交易平台。奥巴马医改法案规定大多数人应当从 2014 年开始获得健康保险。它授权各州于 2014 年 1 月 1 日前建立健康保险交易所，为有资格的个人和雇主提供健康保险计划。奥巴马医改法案还为 100 人以下小型企业单独提供了小企业健康保险（SHOP）交易所，使其员工可以获得健康保险。2016 年前，各州可以限制 50 人及以下团体参保。从 2017 年开始，各州可以允许 100 人以上团体经由交易所购买保险。

据美国国会预算办公室（CBO）估计，到 2016 年，大约有 2600 万人将会通过保险交易所购买健康保险，其中，2100 万人自己直接购买，另外 500 万人由雇主安排购买。据兰德公司估计，到 2016 年，大约有 6800 万人将会通过保险交易所购买健康保险，其中，3300 万人自己直接购买，另外 3500 万人由雇主安排购买。（Christine Eibner，2010）。

（三）综合健康保险交易所

综合健康保险交易所见于美国。在美国的各州中，目前只有马萨诸塞州立健康保险交易所具备成为综合健康保险交易所的资格。综合健康保险交易所集合了多种功能，可以提供基本健康保险的交易平台和资金清算平台。包括进行资格认定和登记以让个人加入合适的保险计划，对健康保险计划进行管理，为消费者提供帮助，确保计划的问责机制，以及提供资金清算等。

第二节　健康保险交易所的设立

（一）健康保险清算所的设立

瑞士健康保险清算所又称健康保险共同机构（Gemeinsame Einrichtung）。根据健保法第 18 条，其在法律上以基金会形式存在，由医保行业协会（Santésuisse）和保险业联合会（SVV）发起设立。清算所的章程与运营条例由联邦内务部审批，如果健康保险机构无法建立清算所或者无法就共同机构的运营达成一致，则由联邦内务部建立或者颁布必要的运营规范。清算所由基金会委员会（由 5 名代表组成，4 名由医保行业协会产生，1名由保险业联合会产生）、办事机构与审计机构组成，其中办事机构设在索罗图恩（Solothurn）。

（二）简易健康保险交易所的设立

以美国为例，简易健康保险交易所的设立模式有三种，分别是州立交易所、州与联邦合伙交易所和联邦托管交易所。

各州有权选择自己经营交易所，或者与联邦政府合作经营交易所。若州政府对于这两种选择都不予采纳，那就默认其选择联邦托管交易所（Federally-facilitated Exchange）。无论其选择怎样的管理形式，所有交易所都必须在2013年10月1日开始对消费者参加基本医疗保险计划进行登记，同时在2014年1月1日开始正式投入运营。

如果州想要从2014年1月1日起经营自己的交易所，那么它必须在2012年11月16日之前提交有关材料，并且在2013年1月1日获得卫生部和人力服务部关于建立交易所的批准。

如果某个州的交易所未被批准建立，或者州政府选择不建立自己的交易所，美国联邦卫生部部长就有权直接或者通过与非营利性组织签订合约的方式在该州建立并经营一个交易所。在一个联邦托管交易所内，卫生部会负责执行交易所的全部职能，并且对交易所享有管辖权。卫生部给予各州一个是否加入混合型交易所的选择权，所谓混合型交易所，就是介于州交易所和联邦托管交易所之间的某种形式。这一选择权被称为与联邦托管交易所"合伙"，在合伙关系中，卫生部将与各州政府分担联邦托管交易所内的相关职能，卫生部仍然保留对这些交易所的管辖权。

不管交易所是由州政府自己设立还是由联邦政府设立，交易所首次开放登记的时间都是2013年10月1日至2014年3月31日。交易所必须自2014年1月1日起，向合格的个人和小型企业提供健康保险。

1. 州立交易所的设立问题

州立交易所由各州负责运营，运营事项包括与健康保险计划订立合约、向消费者提供服务和帮助，以及为资格评估和个人加入健康保险计划建立必要的信息技术基础设施。各州可以选择使用联邦政府的服务以裁定保费税收抵免和费用分担减免，也可以选择运营风险平衡计划和再保险计划。截至 2013 年 3 月 1 日，17 个州和哥伦比亚特区已经表明要建立本州的交易所。

对于那些想要自己建立州交易所的各州，必须在 2012 年 12 月 14 日之前向联邦卫生部递交包括州长签署的声明书以及申请表在内的规划方案。卫生部将审查各州提交的规划申请表，并在 2013 年 1 月 1 日前做出批准或者有条件批准的决定。有条件批准是指州交易所在截止日期之前并没有达到所有的要求，但已经取得了一定的进展，并且预计在 2013 年 10 月 1 日能够做好开放加入的准备。

（1）州立交易所的设立标准。

如果一个州申请设立的健康保险交易所符合规定的标准，联邦卫生部部长必须批准其成立。拟设立的交易所应当能够执行法律和法规要求的各项职能，包括：①向符合资格要求的个人和雇主提供合格健康保险计划；②交易所能够贯彻相关的信息报告要求，与联邦政府共享信息，以便确定个人缴纳保费是否获得税收抵免资格；③通过一个交易所覆盖州境内的所有地区，或者建立多个交易所以覆盖全州地域。

州交易所应当按照法律法规要求，负责创建组织框架和实施管理制度。

（2）州立交易所的设立方式。

当一个州决定建立自己的健康保险交易所时，需要就交易所的运营结构做出一系列决定。该州必须决定其交易所是一个政府机构，还是一个由州政府建立的非营利性组织。关于何为"政府机构"以及"由州政府建立的非营利组织"，则都没有明确的定义，似乎这些词语应当由州进行解释。

各州可以独立经营健康保险交易所，或者与其他州（无论这些州是否接壤）进行合作，共同经营区域性的健康保险交易所。如果每个交易所服务于不同的地理区域，并且其服务区域符合法律规定的地理区域大小的要求，那么州政府也可以在本州境内建立一个或多个子交易所。换句话说，在如何根据地理范围划分交易所上，各州拥有很大的选择余地，但它们必须保证覆盖本州境内所有的居民。此外，区域性的交易所和子交易所必须符合法律法规的要求。

州立交易所必须同时经营个人交易所和 SHOP 交易所，但是各州可以将两个交易所合并，把它们置于相同的管理和治理结构下，或者选择为个人交易所和 SHOP 交易所制定不同的管理和治理结构。此外，区域性的交易所和子交易所必须承担 SHOP 交易所的功能。如果一个交易所选择将个人交易和 SHOP 交易置于两种不同的管理及治理结构下，那么 SHOP 交易所必须与区域性或分支性的个人交易所覆盖相同的地理区域。

各州同样有权允许州立交易所与下列实体签订合同，履行交易所的一项或多项职责。各州可以将这项权力授予州立交易所，无论交易所是政府机构还是由州建立的非营利组织。例如，一个由州建立的非营利性的州立交易所可以与一个符合下列标准的州政府机构签订合同，为交易所执行某些消费者援助功能。

一个州立交易所可以与下列实体签订合同：①该实体包括除穷人医疗救助机构以外的其他政府机构，至少按照一州的法律注册成立，并且被证明在州或者区域性的个人和小团体健康保险市场以及保障范围上有相关经验，但不能是保单发行人（即保险公司）；②州医疗救助机构。

2. 州 – 联邦合伙交易所的设立问题

考虑到在 2014 年 1 月之前建立完全以州为基础的交易所存在困难，联邦卫生部提供了一个州 – 联邦合伙交易所的模式供各州选择。合伙交易所允许对交易所的职能进行联合管理，将州政府对交易所的设计和经营职能与联邦政府的设计和经营职能相合并，并且在将来能够比较容易地转变为完全以州为基础的交易所。选择建立合伙交易所的各州可以选择执行一部分对健康保险计划的管理职能或一部分消费者援助职能。此外，与联邦建立合伙关系的州可以选择对医疗救助计划和儿童健康保险计划进行资格认定，或者将这项服务交由联邦政府完成。在建立合伙关系的各州，联邦卫生部需要承担运营合伙交易所的大部分责任，并且确保交易所符合奥巴马医改法案的标准。

选择建立州－联邦合伙交易所的各州必须在 2013 年 2 月 15 日之前向卫生部提交规划方案。卫生部会在 2013 年 3 月 1 日起滚动批准建立合伙交易所。

截至 2013 年 3 月 1 日，已经有 6 个州计划建立州－联邦合伙交易所，它们分别是阿肯色州、特拉华州、伊利诺伊州、密歇根州、北卡罗来纳州和俄亥俄州。然而，密歇根州和阿肯色州的州长表示他们仍倾向于建立以州为基础的交易所，并且将继续做本州立法机关的工作，希望能够获得立法上的授权。与此类似，伊利诺伊州已经表示它们会在 2015 年的时候转变为以州为基础的交易所。

3. 联邦托管交易所的设立问题

对于那些没有能力或不愿意建立以州为基础的交易所或州－联邦合伙交易所的州，联邦卫生部将承担在该州经营交易所的责任。联邦政府会在多方面与州政府机构进行协调，包括健康保险计划认证和监管职能，消费者援助和服务拓展，以及精简交易所和医疗救助计划的资格认证。尽管不是强制的，但是州政府参与到联邦交易所中，将对保证有效和无缝的运营起到非常重要的作用。随着时间的推移，这种参与会使该州从一个联邦交易所逐渐过渡到合伙模式或者以州为基础的模式。

关于交易所建立的正式法规（Final Rule）并没有对联邦托管交易所

做出详细的规定（有关这些交易所的相关规定会在后续的指导意见中予以颁布）。然而，正式法规确实表明，联邦托管交易所应该与州交易所履行很多相同的职能。

联邦政府尚没有出台关于联邦托管交易所的专门条例（Specific Regulation），虽然目前对于联邦交易所会如何运作我们知之甚少，但2012年5月发布的指导意见还是透露了一些最初的政策决定。指导意见表明联邦托管交易所将采用"被动认证模式"[①]——与任何完全满足合格健康保险计划认证标准的健康保险计划签订合同。联邦交易所将认定个人保费税收抵免以及费用分担减免的资格。此外，联邦交易所将会建立领航项目发挥保险代理人和经纪人在帮助消费者购买健康保险中的作用。这份指导意见还对州选择与联邦托管交易所建立合作关系后所需要承担的潜在责任进行了描述。

截至2013年3月1日，已经有26个州选择联邦托管交易所。这些州中的大部分在默认其选择联邦交易所之前就已经做出了决定，一些州在改变决定之前已经开始为建立以州为基础的交易所或合伙交易所做了一些准备。

在一半以上的州选择联邦交易所模式的情况下，联邦政府将面临日益增加的交易所管理压力。

各种健康保险交易所的时间轴如图3-3所示。

4. 设立健康保险交易所：联邦和州的责任分工[②]

联邦法律为州健康保险交易所提供了框架。首先，奥巴马医改法案及其实施细则为州交易所制定了结构和运营方面的最低标准。这些最低标准希望能够确保：健全且符合伦理的交易所治理，免于利益冲突，财务稳健，合格的个人和团体可以随时加入合格健康保险计划，以及提供高品质的医

---

① 参见第二章相关内容。
② 参见 R. Sara ，etc.（2012）。

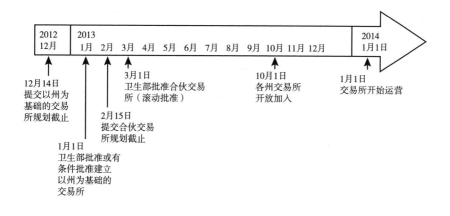

图 3 - 3　健康保险交易所时间轴

疗服务。其次，由于它依赖于各州的保险监管制度，因此医疗改革法案在交易所设计和经营上给予了各州充分的选择权。

各州法律做出一系列关键的决定：是直接经营交易所还是选择建立州–联邦合伙交易所；是否建立子交易所；是否对个人市场和团体市场分别建立交易所；如果有的话，是否要求 QHP 在医疗改革法案要求的基本医疗保障目录下增加其他保障项目。法律倾向于设定一个最低标准，而不是最高标准。例如，某些类别的医疗服务提供者会被定义为"社区基本医疗服务提供者"，联邦法律规定 QHP 必须将这些类型的医疗服务提供者纳入其医疗网络。然而，州可以超越这一联邦最低标准，并且通过法律、法规或合同条款，指定其他类型的社区医疗服务提供者作为获得 QHP 认证的必备条件。

当涉及交易所的灵活性时，所有各州都倾向于采用一个共同的方法。一般来说，在如何管理交易所，以及对销售的保险产品如何适用具体标准上，州交易所被授予了非常广泛的执行空间。

然而，仍有值得我们关注的例外情况。举例来说，一些州似乎已经做出选择，确定其交易所将作为一个健康保险的积极购买者，而不是为所有希望能够进入交易所市场的 QHP 进行被动认证。同时，各州最初的后医改交易所法案（Post-health Reform Exchange Laws）建议给予交易所广泛的自由裁量权，调整其标准和经营方法以便符合市场情况和公众需求。这种授予交易所自身广泛决策权的做法部分地反映了联邦政府的相关政策仍在演化之中。例如，在 2012 年 5 月中旬，尽管先期的指导意见已经公布，但联邦关于实施奥巴马医改法案中基本医疗保险相关条款的规章仍没有颁布。从这个意义来讲，关于交易所运营的重要内容仍会保持充分的开放，以顺应联邦政策的最终导向。

在那些准备建立自己的交易所的各州，第一步就是通过相关立法授权交易所开始运作。从技术上讲，一州的法律可能会用不超过一两句话来提供授权，大部分州交易所的实际运营政策将通过随后颁布的解释性法规、指导意见、谅解备忘录、与其他州政府机构（如州保险监管局或医疗救助办公室）签订的合同，以及交易所和私人市场参与者签订的服务合同来体现。私人市场参与者包括提供 QHP 的保险机构以及其他协助交易所运营的承包方，如负责信息监管、消费者支持、上诉、质量监管或评估的承包方。

这些委托过程通常反映了联邦法律的具体执行，也就是说，在参与联邦项目时，各州通常可以二者选一：由自己制定详细的法定标准，或者只在州法律中描述一个宽泛的概念，而将许多实施细节交由监管机构去执行。因此，与现实中各州的法律一样，州交易所法案可能是冗长且事无巨细的，也可能是宽泛且简明扼要的，将大量自由裁量权交给交易所和其他执行主体（如州医疗救助机构或保险监管局），由它们负责解释和适用法律。广泛的自由裁量权特别具有吸引力，因为在实施法律的过程中不但需要直接负责执行的机构加入，而且还需要与其他州政府机构建立协调关系。一个州的立法方式也是对美国宪法框架的反映，在宪法框架下，各州设置立法和监督程序。此外，这也反映了立法者的政策、文化以及政治倾向。在一些州，法律是详细的，因为立法者期望在行政机构的执行中发挥指导作用；而在另一些州，立法者会给予政府机构广泛的操作空间，州交易所法案也不例外。

即使是在其初始阶段，理解州健康保险交易所法案也是非常重要的。毕竟这事关重大：奥巴马医改法案为健康保险创造了一个全新的市场，对那些急需获得可负担医疗保障的个人来说更是如此。此外，联邦的法律和规章通常都规定得很宽泛，各州的实施细则，正如它们落实的那样，在把宽泛的联邦标准转化到交易所的经营中具有关键的作用。例如，各州有权决定是否建立跨州交易的市场。

那些法律规定较为宽泛并且对细节规定有限的各州，在其交易所经营中，将更多地使用"下游的"政策制定工具，如规章、指导意见、合约及其他机制。那些初始法律在内容上相对详细的各州可以视为已经完成了最艰难的政策转换工作，只需要州执行者制定一些更为具体的立法指导意见。无论各州的法律在起草时是宽泛规定还是详细描述，州交易所的运营将会在适用于所有州交易所的联邦规定的指导下开展。

5. 承认健康保险交易所的区域性

由于联邦的各项政策仍在逐渐演变中，各州的立法者和官员在描绘其健康保险交易所时都倾向于使用宽泛的表达方式。各州使用方法的不同与每个州的法律框架的不同相一致，同时也反映了各州之间法律制定传统的差异。随着越来越多的州建立交易所，这种差异仍会持续。

概括来说，各州法律明确了设立健康保险交易所的初始路径、结构、运营和政策。各州初始法律在某些特定问题上保持沉默表明州希望将这些问题下移，通过规章、合约和指导意见的形式，根据本州人口的医疗保健需求和保险市场特点，对联邦法律进行解释和适用。无论各州的法律是详细的还是概括的，奥巴马医改法案对衡量所有州的法律运用提出了最低的标准。联邦法律本身对州管理的保险市场以及各州的政策选择仍是非常尊重的，各州如何解释联邦标准对于以下两方面都至关重要，一是政策监管，二是研究多样化的州解决方案对医疗保健的可得性、成本、质量，以及对本州人口最终健康结果的影响。

（三）综合健康保险交易所的设立

有资格运营简易健康保险交易所的州可以选择自主实施风险平衡计划①，从而成为综合性健康保险交易所。

具备资格的各州可以要求独立实施风险平衡计划，不愿意独立实施风险平衡计划的州由卫生部代为实施。由卫生部代为实施的州要和卫生部签订谅解备忘录，保证双方合作并利用州现有数据实施风险平衡的运行评估。

美国各州如果要独立实施风险平衡计划需采取如下步骤：首先，获得健康险保险交易所建立资格；其次，确定风险平衡方法，可以使用包括卫生部的方法在内的任何一种通过联邦审核的方法，或者自己申请替代方法。

独立实施风险平衡机制的州可由包括交易所在内的任何符合条件的主体来运作风险平衡计划，诸如治理结构和章程的条件在 45 CFR 155.110 中有详细规定。符合条件的其他主体包括：州 Medicaid 机构、州保险监管部门、除健康计划供应方之外的其他符合条件的主体。

对于不独立实施风险平衡计划的州，由卫生部代为实施，并且使用卫生部的风险平衡方法。

独立实施风险平衡计划的州可以根据需要自行确定数据搜集方式，只要保证所搜集的信息是实施风险平衡所必需的。各州必须建立安全和隐私保护标准并对每年的风险平衡数据进行审核；由卫生部代为实施平衡计划的州，卫生部搜集信息采用分散的方式（Distributed Approach），即由健康险计划供应方提供计算结果，而不汇总其明细数据。

---

① CMS, "State Flexibility and Risk Adjustment Implementation," May 8, 2012, http: // cciio. cms. gov/resources/files/ppfm - risk - adj - bul. pdf.

第三节　业务规则

健康保险交易所的业务规则包括上市规则、交易规则及其他与基本健康保险计划交易活动有关的规则。具体来说，应当包括以下四个方面：一是交易资格认定，包括对个体投保人进行资格认定和登记，对雇主的交易资格进行认定等；二是对上市基本健康保险计划进行标准化管理，包括基本健康保险计划合格认证和评级，费率信息审查，基本医保目录管理，保单标准化要求，健康保险计划的医疗网络充足性标准，基本健康保险计划的交易方式和操作程序，上市基本健康保险计划的暂停、恢复和退市；三是消费者援助及问责机制，包括健康保险计划的信息披露、领航项目、经纪人和代理人的职责；四是制定上诉程序，解决与合格健康保险计划加入资格相关的争议。

第四节　交易所治理

（一）健康保险交易所在法律上的主体地位

从美国、瑞士和荷兰等国的实践来看，健康保险交易所在法律上的主体性质分为三类。

一是独立的公共机构（Public Agency），或者称为独立、非政府部门公共机构（Independent Non-departmental Government Body，NDGB）。[1] 荷

---

① 又称作 Independent Non-departmental Public Body（NDPB）。非政府部门公共机构是指在政府中扮演着一定的角色，但不是政府部委，也不属于政府部委，在运作上享有一定程度之自主权的公共机构。NDGB 享有一定自主权，但设立该机构的部委仍应对其负最终责任。对这些机构管理层的任命通常由部长负责，但必须以公开、公平的方式进行。也可称为 Quasi-governmental Structure。

兰健康保险交易所是一个负责执行政府任务的独立机构。在卫生、福利和体育部的支持下，以及健康保险法和特殊医疗费用法的框架内开展工作。这两部法律构成了其作为非政府部门公共机构的基础。截至2012年11月29日，美国有9个州和哥伦比亚特区通过立法或行政命令等形式把交易所确定为独立的公共机构。

二是政府行政部门里的一个机构。截至2012年11月29日，美国有5个州将健康保险交易所纳入州政府机构中，交易所将作为一个高水平的政策制定者和市场塑造实体，而不是仅有有限权力的政府机构。在纽约州和佛蒙特州，健康保险交易所隶属于州卫生局；在西弗吉尼亚州，健康保险交易所隶属于州保险监督局。

三是作为一个非营利实体。美国夏威夷州选择将其交易所作为一个非营利的法人机构，在与州政府签订的正式合约框架下进行运作，接受州的监管。瑞士健康保险清算所在法律上以民间社团组织——基金会的形式存在。

美国各州立交易所的性质如表3-1所示。

表3-1 州立交易所的性质

州/特区	交易所的法律地位	理事会构成	与健康保险计划的合同关系
加利福尼亚	独立的公共机构	5人理事会	主动购买者
科罗拉多	独立的公共机构	12人理事会	被动认证
康涅狄格	独立的公共机构	14人理事会	主动购买者
哥伦比亚	独立的公共机构	11人理事会	主动购买者
夏威夷	非营利性	15人理事会	被动认证
爱达荷	尚未公布	尚未公布	尚未公布
肯塔基	州政府运营	11人理事会	尚未公布
马里兰	独立的公共机构	9人理事会	被动认证（到2016年）
马萨诸塞	独立的公共机构	11人理事会	主动购买者
明尼苏达	尚未公布	尚未公布	尚未公布

州/特区	交易所的法律地位	理事会构成	与健康保险计划的合同关系
内华达	独立的公共机构	10 人理事会	被动认证
新墨西哥	独立的公共机构	10 人理事会	尚未公布
纽约	州政府运营	5 人区域咨询委员会	尚未公布
俄勒冈	独立的公共机构	9 人理事会	主动购买者
罗得岛	州政府运营	13 人理事会	主动购买者
犹他	州政府运营	行政指导委员会	被动认证
佛蒙特	州政府运营	5 人理事会	主动购买者
华盛顿	独立的公共机构	11 人理事会	被动认证

资料来源：KFF（2012e）。

（二）交易所的治理

以美国州立健康保险交易所为例，一般来说，一个州立交易所必须有符合一定条件的理事会，理事会必须：①依据公开通过的宪章或者法律进行管理；②向公众开放例会，并提前予以通知；③确保理事会成员中至少包含一名有投票权的消费者代表，并且大多数有投票权代表不存在利益冲突（如保险公司的代表）；④确保理事会中有投票权的大部分代表在医疗保健领域（例如在健康保险的行政管理领域，或者在公共卫生领域）有一定的相关经验。

此外，一个州立交易所应当制定和公开一系列治理原则，包括道德规范、利益冲突标准、透明度和会计准则，以及有关财务信息披露的标准。州立交易所同样需要制定理事会成员披露财务利益的程序。州立交易所的治理原则需要定期接受联邦卫生部的审查。

就美国州立健康保险交易所而言，交易所治理的核心问题是理事会构成、任命、治理以及利益冲突。

奥巴马医改法案并没有直接规定治理或利益冲突的问题，但是2012年3月联邦颁布的正式法规中提及了这些问题。并且，从各州现有的法律来看，在某些情况下，州重申了联邦标准，通过制定更为严格的州条款来超越联邦标准，或者对此问题保持沉默。一般来说，几乎所有的州都明确指出由理事会负责交易所的管理（10 个州和哥伦比亚特区），尽管佛蒙特州的法律规定由佛蒙特卫生局负责管理，由咨询委员会提供支持，而伊利诺伊州则要求对治理结构进行调研。各州的法律通常要求由州长和立法机关推选理事会成员，并赋予他们管理权。有 6 个州的法律规定消费者必须作为治理结构的一部分，而不是仅仅扮演一个顾问的角色。

在利益冲突的问题上，几乎所有州（除了佛蒙特州和纽约州）包括哥伦比亚特区都提到了这一问题。在 14 个司法管辖权区中，康涅狄格州和哥伦比亚特区的法律对交易所的建立规定了最为广泛的利益冲突标准。与此相反，俄勒冈州对利益冲突标准的规定则较为狭窄（见表 3 - 2）。

表 3 - 2　利益冲突条款（截至 2012 年 5 月）

州/特区	利益冲突条款
加利福尼亚	理事会成员或交易所的工作人员不得就职于有明显利益冲突的组织,例如保险业组织或医疗服务提供者。理事会成员禁止参与能使其自身或家庭获得经济利益的活动
科罗拉多	理事会成员禁止参与能使其自身或家庭获得经济利益的活动。大部分有投票权的理事会成员不得是州政府的雇员或与保险业有直接联系的人
康涅狄格	理事会成员或交易所的工作人员不得就职于有明显利益冲突的组织,例如保险业组织或医疗服务提供者。理事会成员除了必要的费用补贴,不领薪酬。个人理事会成员不得参与和其家庭成员有经济利益的问题的讨论或投票。理事会成员和雇员在其离开理事会的一年内不得就职于任何在交易所内销售 QHP 的保险机构
哥伦比亚	理事会的成员或交易所的工作人员不得隶属于健康保险公司、代理机构、经纪机构、医疗保健机构、健康保险公司的同业协会,以及作为一名领薪的医疗专家。理事会成员不得参与可能对其自身或家庭产生经济影响的决定。理事会成员和交易所工作人员在其结束与交易所的服务或雇佣合约后一年内不得供职于任何在交易所内销售 QHP 的保险机构
夏威夷	理事会可以制定相关政策禁止利益冲突以及回避程序,包括禁止其成员参与任何可能为其带来经济利益活动。理事会成员不得是州政府的雇员
伊利诺伊	调研委员会将就交易所的结构和管理提出意见

续表

州/特区	利益冲突条款
马里兰	理事会成员或交易所的工作人员不得就职于，或代表与其有明显利益冲突的组织，例如保险业组织或医疗服务提供者。理事会成员禁止参与能使其自身或其家庭成员获得经济利益的活动。理事会成员必须严格遵守所有的州道德和利益冲突法律
内华达	理事会成员不得以任何形式与健康保险公司发生联系，包括就职于健康保险公司的理事会，作为健康保险公司的顾问，或者在某家健康保险公司拥有股份
俄勒冈	存在利益冲突的理事会成员必须披露其利益冲突事项；利益冲突的事项将会被记录在案，且该成员可以参与讨论，但对存在利益冲突的问题不享有投票权。如果该问题可能对其本人或家庭产生影响，则利益冲突确认存在。在州长任命的理事会成员中，不得有2名以上与保险业组织存在联系或是领薪的医疗服务提供者
罗得岛	理事会成员或交易所的工作人员不得就职于有明显利益冲突的组织，例如保险业组织或医疗服务提供者。理事会成员禁止参与能使其自身或其家庭成员获得经济利益的活动
华盛顿	不得任命任何其参与理事会决定的行为可能为被提名者本人或其所代表的组织带来经济利益的人作为理事会成员。如果理事会成员在其任期内被发现存在此类利益冲突，那他应当辞职或被罢免
西弗吉尼亚	理事会成员在其接受任命的前6个月必须接受政府的职业道德培训，并且此后至少每两年进行一次

资料来源：R. Sara etc.（2012）。

第五节　交易所财务管理

奥巴马医改法案规定，交易所负有财务管理的职责，且到2015年应该实现财务上的自给自足。它们有权筹集资金以便维持其日常运营，包括建立领航项目和消费者援助项目，设计和建立支持交易所的信息技术基础设施，尤其是认定健康保险计划资格的信息技术系统，该系统将认定消费者获得保费税收抵免或费用分担补贴，以及参加州医疗救助计划或儿童医疗计划的资格。尽管法律和法规赋予了交易所筹集资金的权利，但是并没有明确说明交易所如何筹集资金。法律中提供了一个例子，那就是交易所可以向参与的保险公司收取评估费或使用费。

瑞士健康保险清算所的财务制度较为特殊。根据健保法第 18 条第 7 款和条例第 20 条，健康保险清算所的每项职能均须独立建立账户，并由指定的审计机构审计。另外，结合联邦社会保险法总论第 80 条，健康保险清算所属于收入与财产专属服务于经营法定健康保险、提供和确保保险给付的机构，因此免缴联邦、州或自治区的直接税和州和自治区的继承税与赠与税。保险机构可以在互相信任的基础上委托健康保险清算所处理管理和技术领域的事务，但需要按比例支付相关费用，并在迟延交付时缴纳滞纳金，该费用和滞纳金由健康保险清算所依章程确定。

第六节　政府对交易所的监管

奥巴马医改法案要求联邦机构主要是卫生部负责监管交易所。关于这些职能，大部分都需要联邦机构创建制度和标准。例如，卫生部部长必须制定交易所在裁决合格医保计划时使用的最低标准。同时，卫生部部长也要给各州一定的财政拨款用于建立交易所。

（一）联邦监管[①]

在联邦机构中，主要由卫生部对交易所承担监管责任。这些责任不仅关系到交易所的日常运营，同时也关系到交易所如何与联邦机构共享信息以及协调职责。

1. 联邦卫生部的一般职责

卫生部部长应当就下列事项颁布法规：对交易所的建立和运营、通过交易所提供的 QHP，以及按照奥巴马医改法案的要求制定再保险计划和

---

① 参见 F. Bernadette, L. M. Annie (2012)。

风险平衡计划的相应标准。

卫生部部长应当在交易所和其他联邦机构之间发挥协调作用，以便核实交易所从申请人处采集到的信息，确认投保人是否符合购买交易所上市的健康保险计划的资格和其他资格（如保费税收抵免）的相关信息。

在向其他实体（如全美保险监督官协会）进行咨询后，卫生部部长需要建立和维护一些工具，并为这些工具制定最低标准，使各交易所可以利用这些工具帮助消费者进入交易所。

2. 对交易所和非交易所市场进行监管以减少逆向选择[①]

在联邦政府的交易所政策中，一个核心的问题就是如何通过政策来减少交易所潜在的逆向选择问题（如有着较高健康风险的个人和小团体会集于某些保险计划），为交易所提供的保险产品提供一个更加公平的竞争环境。举例来说，逆向选择通常发生在以下这种情况中：一家保险公司为了能够吸引到年轻、健康的参保者，就在其场外市场销售的产品中提供较为有限的医疗网络，从而使产品的保障成本能够降低到高风险人群的保障成本之下。通过这种方法，保险公司就能把年轻人和身体健康的购买者吸引到场外市场，而把一个不太健康的风险池留在交易所。在其基本框架内，奥巴马医改法案试图通过保险市场法规来减少这种逆向选择。例如，仅给予场内市场交易的保险产品以税收抵免，在场内和场外市场都禁止对已病人群拒保，禁止使用歧视性定价，对在个人市场和小团体市场以及交易所内销售的保险产品规定最低保障的标准，同时建立风险平衡机制补偿那些高于平均风险水平的保险计划。各州也可以通过法律对这些广泛的标准进行补充，旨在遏制保险公司引诱更为健康的人群进入场外市场的产品设计策略。

有 5 个州和哥伦比亚特区已经采取措施定义交易所的职责，或单独制定，或向其他州政府机构进行咨询，在减少对场内市场的逆向选择方面，一些州

---

① 参见 R. Sara etc.（2012）。

简单重申了联邦的标准，而另一些则使用了比联邦法律的要求更为全面的表述。例如，俄勒冈州明确指出，作为在该州开展业务的条件之一，保险公司必须同时在场内和场外市场提供青铜和白银级别的保障计划，并明确授权交易所与其他州政府机构合作，在交易所内建立风险平衡机制。与此类似，佛蒙特州和哥伦比亚特区的法律也要求保险公司对合格健康保险计划收取相同的保费，无论该产品是在场内市场还是场外市场销售。华盛顿州要求交易所对风险管理措施的有效实施提出意见，包括再保险（在个人市场上稳定保费的过渡性做法）、风险走廊（一个由联邦管理的临时性项目，通过限制 QHP 的收益和损失来保护 QHP 保险公司），以及风险调整（在个人市场和小团体市场上的保险公司之间重新分散财务风险的永久性计划）。

为了减少逆向选择，促进交易所市场的参与率，马里兰州和哥伦比亚特区明确规定，交易所的理事会必须就保险产品在场内市场和场外市场的销售提出意见。加利福尼亚州要求其交易所设立这样的规定，要求在场内市场销售产品的保险公司必须"和对待在场外市场购买保险产品的个人一样，公平且无可置疑地要约、营销并出售其所有适合场内市场的个人的产品"，这一要求将作为 QHP 参与交易所的条件之一。其他州也对 QHP 市场设置了类似的要求（见表 3 - 3）。

表 3 - 3　减少逆向选择（截至 2012 年 5 月）

州/特区	减少逆向选择的条款
加利福尼亚	作为参与个人交易所和 SHOP 交易所的条件之一，所有保险公司都必须在场内市场和场外市场同时销售符合四个级别保障水平的保险计划，以及大病保险计划
康涅狄格	健康保险公司必须对在场内市场和场外市场销售的 QHP 收取相同的保费，并且无论这一计划是直接由保险公司销售还是通过保险代理人销售。交易所内的 QHP 和其他健康保险计划一样，遵守相同的州政府许可证和准备金要求。交易所必须每年向立法机构（General Assembly）报告交易所经营中的逆向选择影响
哥伦比亚	为了获得 QHP 的资格认证，健康保险公司必须对每个 QHP 收取相同的保费，无论其通过场内市场还是场外市场销售，也无论这一计划是直接由保险公司销售还是通过保险代理人销售

续表

州/特区	减少逆向选择的条款
马里兰	在与场外市场销售的保险产品进行竞争时,交易所收取的使用费不能使场内市场的保险产品处于劣势地位。如果同样的 QHP 在场内市场销售,那么在场外市场销售的 QHP 必须提供白银级别和黄金级别的保障水平。对于同样的产品,QHP 保费在场内市场和场外市场必须相同。为了减少逆向选择,促进交易所市场发展,在与咨询委员会进行协商之后,理事会必须就保险产品在场内市场和场外市场的销售规则提出意见
俄勒冈	作为在州内开展业务的条件之一,如果保险公司在个人交易所或 SHOP 交易所内销售保险产品,那么它在交易所之外的个人市场或小团体市场,必须至少提供一个具有白银级别和黄金级别保障水平的 QHP
佛蒙特	健康保险公司必须对在场内市场和场外市场销售的 QHP 收取相同的保费,并且无论这一计划是直接由保险公司销售还是通过保险代理人销售

(二) 联邦财政拨款[①]

尽管期望各交易所到 2015 年能够实现自给自立,但联邦还是会给各州一些有限的财政拨款,以帮助它们建立和发展各自的交易所。奥巴马医改法案要求联邦卫生部部长对与州政府建立交易所相关的活动,给予规划和建设拨款。奥巴马医改法案授权卫生部部长确定拨款的金额,并且当某州在建立交易所时,若能取得重大进展则可以继续提供拨款。2014 年 12 月 31 日以后,停止发放任何有关规划和建设的拨款。

规划拨款将给予 49 个州以及哥伦比亚特区。这笔上限为 100 万美元/州的拨款将用于向各州提供资源,以帮助它们开展有关建立交易所的调研和规划工作。

建设拨款同样会给予若干州。第一级建设拨款是对那些仍处于交易所建立初始阶段的州发放的年度拨款,第二级建设拨款则是多年期的,目的在于为那些在建立交易所过程中取得重大进展的州提供一定的帮助。

---

① 参见 F. Bernadette, L. M. Annie (2012); KFF (2012e)。

截至 2013 年 3 月 1 日，将有近 35 亿美元的资金通过联邦交易所规划拨款、建设拨款以及早期创新者拨款的方式分配给各个州。已经有 4 个州获得了一部分资金用于研究交易所的设计；有 37 个州至少获得了一笔第一级建设拨款；有 11 个州和哥伦比亚特区已经获得了第二级建设拨款，将用于资助交易所在第一年运营中的规划和执行活动。大部分资金被用于建立交易所运营所需的信息技术基础设施。

在 2014 年末之前，各州都可以申请并获得额外的联邦财政拨款。联邦政府鼓励各州自拿到资金起一年内用完第一级建设拨款，并在 3 年内用完第二级建设拨款。然而，各州可以自获得资金起 5 年内申请无成本展期（No-cost Extension）。因此，未来决定建立州交易所或者合伙交易所的各州可以在 2014 年后，使用联邦拨款用于交易所的规划、建设，以及第一年的运营维护。

卫生部部长也会拨款给符合条件的实体，以帮助它们开发、调试交易所用于裁定资格和处理参保人加入计划的技术系统。这些早期创新者拨款将给予 7 个实体，以帮助它们设计和建立运营交易所需要的信息技术基础设施。这笔拨款将给予那些"能够证明其技术专长，并且有能力在短时间内研发出这些信息技术系统的实体，同时它们还应当愿意与其他各州共享其设计成果和执行方案"。7 个实体共计收到了超过 2.49 亿美元的早期创新者拨款。

第七节　简易健康保险交易所案例：
加利福尼亚州的实践①

奥巴马医改法案通过后，加利福尼亚州于 2010 年 9 月 30 日设立健康保险交易所。

加州健康保险交易所是一个独立的准政府机构，不隶属于加州任何现

---

① 资料来源：http://www.commonwealthfund.org/Publications/。

有的政府部门。理事会是保险交易所的最高权力机构，包括五位理事，其中一位是加州卫生与人力资源局局长，另外两位由州长任命，其他两位由州立法当局任命。为了避免利益冲突，要求保险公司、保险经纪公司、医疗服务业、药品及医疗设备厂商的雇员、顾问或代表不得担任理事。

一个理事会同时负责加州个人保险交易所和小型雇主保险交易所的管理，理事会必须于2018年1月向州立法当局报告是否有必要将两个交易所合并。

健康保险交易所设立上市标准，选择一部分健康保险计划提供商，允许其产品上市交易。理事会制定了公平竞争的遴选流程。

健康保险交易所上市的健康保险计划具有四种保障等级（分别是青铜等级、白银等级、黄金等级和白金等级），入选的保险机构必须分别提供相应的健康保险计划。为了避免逆向选择，必须同时在交易所外销售自己在交易所内的全部产品。

州法律要求理事会必须同相关政府部门做好投保人参加交易所健康保险计划和州公共保障项目的协调与衔接工作，州公共保障项目包括医疗救助计划和儿童健康保险计划。

健康保险交易所的收入来源有两方面。一是收费。交易所可以向所有上市的健康保险计划征收一定的费用，费用应当合理而必要，以支撑交易所的正常运营。二是由州政府拨款设立加州健康信托基金（California Health Trust Fund），资助交易所的运营。当局还为交易所的筹建和运营提供不超过500万美元的运营资金贷款。

第|四|章|

健康保险交易所风险平衡机制的
模拟实证与效果评估

第一节 风险平衡机制的原理与方法

假设政府补贴基金是预算中性的，我们用 C_i 表示通过医疗费用风险评估机制确定的每个参保人个体医疗费用的估计值，用 C 表示向参保人实际收取的保费，则 $E\left[C_i\right] - E\left[C\right] = b_i$ 表示补贴基金应该收取的个体共济支付 C（如果 b_i 为正）或者支付给保险基金的补贴 S（如果 b_i 为负）。在理想状态下，保险基金收到的保费应该为 $P = E\left[C_i\right]$，但是由于均衡价格管制的存在，保险基金从参保人处只收到价格 $E = E\left[C\right]$，因此，需要征收的共济支付或补贴为 $S = b_i$。

可以看出，风险平衡机制是建立在风险评估机制基础上的，风险评估的方法和精算模型一旦确定，风险调整的精算方法也就确定了。但是，就实践操作而言，如何实施风险调整，仍然存在较大的差别，本章将在介绍相关概念之后比较三种不同的现金流运作模式。

（一）相关概念

为了深入理解风险平衡机制[①]，有几个关键概念必须进一步阐释。

---

① 也有部分文献称为"风险调整机制"。

1. 公平保费（名义保费）E

按照政府价格管制的要求，参保人在社会公平原则下支付给保险基金的名义保费，一般与参保人按照风险状况需要缴纳的精算保费有差异。名义保费的确定与社会公平观及风险分类成本等复杂因素有关。

2. 实际保费 P

根据风险评估机制，计算参保人基于真实健康风险水平的精算保费。

3. 风险调整补贴 S

风险调整补贴指发起人基金按照参保人个体的健康风险状况给予保险基金的补贴或者向保险基金征收的保费补缴（负补贴）。风险补贴有以下性质：①风险补贴与参保人选择哪个保险基金无关；②风险补贴是可携带的，属于参保人的债权或者债务；③风险补贴不能够自由转让。在数量上，$S = E - P$。在荷兰疾病基金中，风险补贴 S 等于风险调整后的人头费成本 P 减去一个对所有个体均相等的固定数量名义保费 E。在美国 Medicare 体系中，风险承担型的 HMO 可以得到相当于 95% 人头费成本的支付 S。

4. 共济缴费 C

共济缴费指支付给发起人，供全体参保人使用而非用于自身保障的缴费金额。共济缴费的大小与个人的健康风险状况、收入水平、财富水平都无关，与参保人选择的保障方案也无关，由发起人根据测算强制征收。共济缴费可以由参保人直接上交给发起人，也可以由保险基金代收后向发起人上缴。如果发起人是预算中性的，则 S 在精算意义上等于 C；如果发起人提供财政补贴，则 S 在精算意义上可能大于 C。在美国等一些国家，参保人在变换雇主时会选择不同的发起人（如它们的雇主或者失业群体的发起人）。当共济缴费或风险补贴在同一保险计划的不同发起人之间存在差别时，参保人就有动机选择更加慷慨的发起人。这样的差别也会导致参保人不愿意离开共济缴费较低的发起人。例如，美国的失业人群更加倾向于通过 Medicaid 计划获得保障而非通过低收入工人计划获得保障，因为那将使他们获得更加慷慨的保障。

（二）模式架构

为了将上述三个方面的内容整合在一个政策框架中，目前国际上竞争性基金及其风险平衡机制的通行模式主要有三种（见图 4-1 至图 4-3）

1. 模式 A

参保人向保险基金支付的保费为风险关联保费 P，所有补贴基金直接与参保人个体进行风险调整补贴 S 的结算，参保人通过税收或其他形式向发起人基金支付共济缴费 C。由于保费补贴直接支付给个人，这种模式又被称为"代金券"模式。

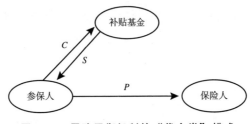

图 4-1　风险平衡机制的"代金券"模式

2. 模式 B

风险调整的补贴 S 由补贴基金直接提供给保险基金，消费者只向保险基金支付名义保费（$P-S$），相关参保人向补贴基金提供共济支付 C。在透明的竞争性医疗保险市场中，保险基金通常会被要求降低参保人的名义保费支付（$P-S$），并被要求减少针对每一个参保人获得的风险补贴 S。

3. 模式 C

参保人通过保险基金支付共济缴费 C，由补贴基金和保险基金按照保险基金参保人的情况支付补贴 S 或者收取共济缴费 C。

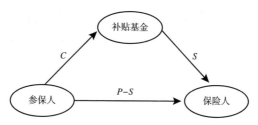

图 4 - 2　风险平衡机制的发起人基金主导模式

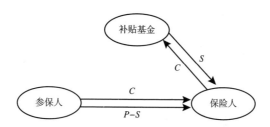

图 4 - 3　风险平衡机制的竞争性基金主导模式

虽然看上去三种模式差异很大，但是实际上它们在风险补贴与共济缴费的计算原理和计算方法上是一致的。但是，由于现金流的不同，仍然可能产生一些不同的激励效应，三者之间仍然有一些有趣的细微差别值得我们注意（见表 4 - 1）。

表 4 - 1　风险平衡机制三大模式比较

标准	模式 A	模式 B	模式 C
1. 风险补贴能否可以只提供给低收入人群	√		
2. 组织风险补贴的交易成本较低		√	√
3. 能够按照收入关联的方法计算共济缴费	√	√	
4. 消费者的直接缴费负担较低		√	
5. 保费支付违约风险较小		√	
6. 在自愿参保的条件下能否确保共济缴费强制征收	√	√	
7. 发起人基金与保险基金之间的往来现金流较小			√
8. 对保险基金的公平:是否排除盈亏理念	√	√	

资料来源："Risk Equalization in an Individual Health Insurance Market: The Only Escape from the Trade off between Affordability, Efficiency and Selection : The Netherlands as a Case Study," Draft Version 02, Apr. 07, Van de Ven, et al.。

运用模式 A，个人接受的风险补贴也可以根据其本人或家庭的收入来计算。但是在实践中，所有进行风险补贴的国家都在保险基金之间进行风险平衡（即采用模式 B 或者模式 C），这样，风险共济就与收入共济严格分离，即可能出现低收入、低风险的个人向高收入、高风险的个体提供交叉补贴的可能。在大多数国家，各收入阶层之间的收入共济一般都是通过其他制度单独安排，不与风险平衡机制混杂在一起。

在模式 A 中，风险补贴机制的交易成本较高，因为发起人基金必须与每一个参保人个体发生资金往来，并根据风险因素评估其风险，而在模式 B 和模式 C 中，上述工作可以并入医疗保险基金的常规性工作，发起人基金只需要和各个保险基金发生资金往来。

如果发起人希望参保人共济缴费与收入相关联，那么模式 A 与模式 B 将优于模式 C，因为在模式 C 下，参保人的收入数据对于资金往来的双方来说是间接数据，这也是德国 2009 年实行改革，从模式 C 调整为模式 B 的原因[①]。

在模式 B 中，个人直接支付给保险基金的金额为精算保费减去风险补贴，在数额上会小于模式 A 和模式 C。因此，保险基金医疗成本的节约效应对模式 B 的参保人的影响就会大于模式 A 和模式 C。这会对参保人的行为产生不同的影响（Buchmueller and Feldstein，1997）。

参保人直接支付金额较小的另一个好处在于，可以规避参保人由于各种原因无法支付保费而"脱保"的违约风险。[②]

在自愿购买保险的情况下，模式 C 必须补充一个确认机制，确保没有购买保险的低风险个体支付共济缴费；而在模式 A 和模式 B 中，即便在自愿购买的机制下，共济缴费也可以强制征收。

---

① 德国疾病基金收费是收入关联的，而风险调整公式根据每个保险基金包含的被保险人的收入进行调整。但收入平衡风险平衡独立进行，即二者在平衡公式中没有相互关系。

② 荷兰政府于 2007 年 3 月 22 日宣布，将卫生津贴直接返还给参保人，参保人给保险基金的缴款为保费减去补贴。这样会降低保费违约个人的数量并提高保险覆盖率。

在模式 C 中，发起人基金与保险基金之间通过清算确定最终结算金额，现金流量比模式 A 和模式 B 小，因此模式 C 也可以视为存在于各个保险基金之间的平衡机制。如果所有保险基金都具有相同的风险组合，则保险基金与发起人基金之间的往来账款为零，不需要保险基金之间的平衡机制存在。这有助于征税能力较弱或财政空间受限的经济体采取权宜之计。

在模式 B 中，所有保险基金从发起人基金处获得按人头支付的补贴，高风险个体获得高补贴而低风险个体获得低补贴，这就比较容易解释公平性。而在模式 C 中，保险基金基于清算金额的正负可能产生"赢输"观念，这一观念对风险平衡体系的可接受性不利。

第二节　风险平衡机制的精算模型及效果演示

我们选取了与上海社会经济状况非常类似的东南沿海某市 TZ 市约 30 万名参保人的城镇职工基本医疗保险样本作为模拟实证对象，利用其 2008～2011 年的个体医疗费用数据（包括门诊和住院数据）、个体人口统计学数据（年龄、性别、所在地域）及 2011 年所有人群的诊断数据，对若干风险平衡模型进行了模拟实证，以期为上海医疗保险交易所选择最优的风险平衡方法提供参考。

（一）　精算模型

假定保险基金 j 从补贴基金获得的补贴总额或者支付的共济支出总额为 RA_j，我们用 n_{ij} 表示第 j 个保险基金承保的第 i 类参保人群的数量，b_i 表示保险基金从 i 类参保群体获得的补贴或支出的共济缴费，C_{ij} 表示第 j 个基金第 i 类群体医疗费用支出的平均额度。则：

$$RA_j = \sum_{i=1}^{n} n_{ij} b_i,$$

根据预算中性原则，$\sum\limits_{j=1}^{m} RA_j = 0$。

针对每类参保人群支付的共济支付为：

$$b_i = E[C_i] - E[C] = \dfrac{\sum\limits_{j=1}^{m} C_{ij}}{\sum\limits_{j=1}^{m} n_{ij}} - \dfrac{\sum\limits_{i=1}^{s}\sum\limits_{j=1}^{m} C_{ij}}{\sum\limits_{i=1}^{s}\sum\limits_{j=1}^{m} n_{ij}}$$

每个保险基金的共济支付为：

$$RA_j = \sum\limits_{i=1}^{s} n_{ij} b_i = \sum\limits_{i=1}^{s} n_{ij}\left[\dfrac{\sum\limits_{j=1}^{m} C_{ij}}{\sum\limits_{j=1}^{m} n_{ij}} - \dfrac{\sum\limits_{h=1}^{s}\sum\limits_{j=1}^{m} C_{hj}}{\sum\limits_{h=1}^{s}\sum\limits_{j=1}^{m} n_{hj}}\right]$$

矩阵法：假设存在如下双因素风险调整模型，按照年龄和性别两个风险因素进行风险调整。每个因素将参保人分为两个组，则双因素会形成参保人的 4 个分组（$i=4$，见表 4-2）。

表 4-2　风险平衡机制的矩阵法演示

年龄段	性别	医疗费用(元)	D_1	D_2	D_3	$E[C_i]$	$E[C_i]-[C]$
年轻人	男	500	1	0	0	525	109.06
年轻人	男	300	1	0	0	525	109.06
年轻人	男	350	1	0	0	525	109.06
年轻人	男	700	1	0	0	525	109.06
年轻人	男	500	1	0	0	525	109.06
年轻人	男	800	1	0	0	525	109.06
年轻人	女	100	0	1	0	87.5	-328.44
年轻人	女	75	0	1	0	87.5	-328.44
老年人	男	1000	0	0	1	950	534.06
老年人	男	900	0	0	1	950	534.06
老年人	女	230	0	0	0	238.33	-177.6
老年人	女	400	0	0	0	238.33	-177.6
老年人	女	100	0	0	0	238.33	-177.6
老年人	女	150	0	0	0	238.33	-177.6
老年人	女	300	0	0	0	238.33	-177.6
老年人	女	250	0	0	0	238.33	-177.6

由于参保人的个体风险状况存在差异，在均衡费率的影响下，参保人个体会产生 1722.5（所有正向数据加总）的最大预期利润，如果在均衡价格管制的影响下没有施加风险平衡机制，所有竞争性保险基金就会追逐表 4-2 中 $E\left[Ci\right] - \left[C\right]$ 为负数的个体，因为他们对于竞争性医疗保险基金而言意味着潜在的利润。因此，为了排除上述"撇油"行为，风险调整资金总额为所有正向数据的加总 1722.5。

公式法：对于风险因素较多的情况，用回归公式法更加清晰明了，在上例中，对两个风险因素形成的分组哑变量 D_1、D_2、D_3 进行回归，结果如下：

$$E\left[C_i\right] = 238.33 + 286.67 \times D_{1i} - 150.83 \times D_{2i} + 711.66 \times D_{3i}$$

代入 b_i 和 RA_j 的计算公式，得出的风险调整资金总额为 1722.50，与矩阵法是等价的。

（二）美国卫生部风险平衡机制的精算模型及效果演示

美国卫生部引入风险因子的概念实施风险调整，其计算过程主要可以分为三个步骤。

第一步，通过风险因子计算风险平衡转移金额。

计算风险平衡转移支付金额的步骤如下：①计算个体风险因子；②计算计划平均风险因子；③调整计划平均风险因子；④基于调整后的计划平均风险因子确定风险转移金额。

公式为：（调整后的风险因子 -1）×基础保费 = 平衡转移金额。

例 1 展示了如何应用该公式计算转移金额（见表 4-3）。

在计算平衡转移时要注意以下四个要素。

第一，精算价值的差异。

风险因子应当反映不同计划精算价值的差异，相同的总医疗成本（Total Expenditures）在不同精算价值的计划中会产生不同的实际赔付（Plan Liability）。

表 4 - 3　从风险因子到风险转移（例 1）

	计划 A
计划风险因子	1.1
基础保费	$1000
计划净赔付成本	$1100
平衡转移支付	$100
风险平衡后的赔付成本	$1000

注：平衡转移支付 100 =（1.1 - 1）×1000。

第二，允许的费率差异。

风险平衡转移必须剔除已经对承保风险进行补偿的计划费率结构。

第三，标准化。

风险平衡模型是基于全国的样本得到的，因此各州风险因子的计算应当考虑州实际平均水平进行标准化。

第四，平衡转移收支平衡，风险平衡基金的收支金额应当相等。

上述四个要素中的前三个应在计算风险平衡转移支付金额的步骤③中考虑，第四个要素应在步骤④中考虑。

如果采用美国卫生部的风险调整方法，就涉及个体风险因子和计划风险因子的转换问题。

风险因子估计的是由承保群体健康状况导致的计划支出与州平均水平的差异。风险平衡模型使用的是全国的样本，基于模型计算得到的平均水平会与各州的实际平均水平不同，因此各州在确定州内计划的风险因子时必须使用州实际平均水平对基于模型得到的因子进行标准化。

卫生部的风险平衡模型中个体风险因子的计算公式为：

$$个体风险因子 = \alpha_1 \cdot [症状 A] + \alpha_2 \cdot [症状 B] + \cdots$$

个体风险因子就等于上式各变量系数之和（$\sum \alpha_i$），各系数等于相应的各症状产生的医疗服务成本与总体医疗服务成本平均值之比。

相应的，用计划实际支出的医疗服务成本来表示个体风险因子的公式就是：

$$个体风险因子 = \frac{估计的个体实际医疗服务成本}{估计的总体平均实际医疗服务成本}$$

上式分母中的总体为全国样本，标准化就是要对分母进行转换，使基于的总体为州平均水平。

风险因子标准化的公式为：

$$标准化的计划平均风险因子 = \frac{计划平均风险因子}{州平均风险因子}$$

上式右边的风险因子是基于全国样本得到的，其中计划平均风险因子就是计划参与者个体风险因子的平均水平。

类似的，基于计划实际医疗服务成本的风险因子标准化公式为：

$$标准化的计划平均因子 = \frac{估计的计划平均实际医疗服务成本}{估计的州实际平均医疗服务成本}$$

第二步，风险因子的精算价值调整。

计划精算价值的不同会影响根据计划实际医疗服务成本计算的风险因子（比如说金级计划会比铜级计划的风险因子更高）。风险因子的精算价值调整保证了风险平衡机制不会对精算价值的差异进行转移支付。

在标准化的风险因子的公式中，分子是一个精算价值下的医疗服务成本，分母是不同等级计划（相应的精算价值也不同）下医疗服务成本的平均值，分子、分母中的精算价值不能约分，也就是说未进行精算价值调整的风险因子反映了计划精算价值的不同，这与风险平衡机制的目标相悖。

例2展示了精算价值对风险因子的影响。

例2假设两类计划A、B，市场份额各为50%，且计划没有采取风险选择行为，因而两者估计的医疗服务成本相同。但是未进行精算价值调整的风险因子不等于 1，这是由于两个计划的精算价值不同，而风险因子的计算是基于反映计划精算价值的计划实际医疗服务成本进行的（见表 4 - 4）。

表 4 - 4　A、B 两个计划的风险因子状况（例 2）

计划 A	计划 B		平均
精算价值	0.6	0.8	0.7
估计总成本	$ 1000	$ 1000	$ 1000
估计实际成本	$ 600	$ 800	$ 700
基于实际成本计算的风险因子	0.86（$ 600/ $ 700）	1.14（$ 800/ $ 700）	1.0

对风险因子进行精算价值调整的方法就是将未进行精算价值调整的风险因子减去精算价值调整（AV Adjustment），精算调整反映了计划与总体平均精算价值的差异，计算公式为：

$$精算价值调整 = \frac{计划精算价值}{总体平均精算价值}$$

上式右边分母中的总体平均精算价值的权重是各计划所占的市场份额。更具体的，计划 p 的精算价值调整公式表达如下：

$$AV\ Adjustment(p) = AV(p) / \sum_i S(i) \times AV(i)$$

上式中 $S(i)$ 就是计划 i 的市场份额。

表 4 - 5 在例 2 的基础上展示了精算价值调整的计算以及精算价值调整后的风险因子。

第三步，风险因子的费率结构调整。

在奥巴马医改法案下，健康险保险人可以根据参保者的年龄、吸烟状况、家庭结构以及地理区位实施等级费率。其中基于年龄的等级费率的差

表 4 - 5　精算价值对风险因子的调整（续例 2）

	计划 A	计划 B	平均/总和
精算价值	0.6	0.8	0.7
估计总成本	$1000	$1000	$1000
估计实际成本	$600	$800	$700
未调整风险因子	0.86($600/$700)	1.14($800/$700)	1
精算价值调整	0.86(0.6/0.7)	1.14(0.8/0.7)	
精算价值调整后风险因子	1(0.86 - 0.86 + 1)	1(1.14 - 1.14 + 1)	

注：计划 A、B 的市场份额各为 50% 。

异不能超过 3 倍，基于吸烟状况的等级费率差异不能超过 1.5 倍。风险平衡机制下的平衡转移支付不应当补偿已经反映在计划费率结构中的承保风险。

等级费率已经部分地补偿了承保风险，因而风险平衡机制的目标应当是调整未在等级费率下得到补偿的承保风险。例 3 展示了健康保险计划的等级费率部分地补偿了承保风险（见表 4 - 6）。

表 4 - 6　健康保险计划的等级费率部分地补偿了承保风险（例 3）

计划 A 费率等级	总成本	铜级计划实际成本	最大年龄费率差异
年轻者	$200	$120	年轻者费率
年老者	$1200	$760	3 倍年轻者费率

例 3 中年老者导致的计划实际成本是年轻者的 6.3 倍，年老者的高风险水平可以通过多收取保费来补偿，但由于只能比年轻者多收 2 倍的保费，所以仅能部分地补偿其较高的赔付水平，剩余的部分可以通过风险平衡转移支付获得补偿。所以根据计划实际成本计算的未经费率调整的风险因子应当减去费率调整来反映这一计划收支方面的净差异。

风险因子的费率调整（Rating Adjustment）公式为：

$$费率调整 = \frac{计划费率因子}{总体平均费率因子}$$

上式右边分母中总体平均费率因子的权重是计划的市场份额。费率调整反映了计划费率水平与市场平均费率水平的相对值。

与精算价值调整的计算相似，具体的计划 p 的费率调整公式为：

$$RF\ Adjustment(p) = RF(p) \Big/ \sum_i S(i) \times RF(i)$$

其中 $RF(p)$ 是计划 p 的费率因子，$S(i)$ 是计划 i 的市场份额。

例 4 展示了如何由各计划的费率结构计算得到各自的费率调整，以及如何使用费率调整对风险因子进行调整。

例 4 假定年龄费率结构差异为 3 倍，年轻者费率因子为 1，年老者费率因子为 3，市场由 4 个计划构成，各计划的市场份额均为 25%。表 4 - 7 展示了各计划内部的承保结构（年轻者和年老者占比），由承保结构及各年龄等级费率因子计算得到的计划平均费率因子 ［表 4 - 7 第（4）列］，以及各计划的费率调整（表 4 - 7 最后一列）。表 4 - 8 展示了未经调整的风险因子 ［表 4 - 8 第（5）列］ 如何经过费率调整 ［表 4 - 8 第（4）列］ 得到费率调整后的风险因子（表 4 - 8 最后一列）。

表 4 - 7　各计划内部的承保结构（例 4）

（1）铜级计划	（2）年轻承保者占比（%）	（3）老年承保者占比（%）	（4）费率因子	（5）费率调整
计划 1	100	0	1.0	0.47（1/2.13）
计划 2	50	50	2.0	0.94（2/2.13）
计划 3	25	75	2.5	1.18（2.5/2.13）
计划 4	0	100	3.0	1.41（3/2.13）
总和/平均	43.8	56.3	2.13	1.00

注：费率因子计算公式为：（4）= 1 ×（2）+ 3 ×（3）；第（5）列费率调整的数值由各计划费率因子除以市场费率因子 ［第（4）列最后的数值 2.13］ 得到。

从表 4 - 7 中可以看出，计划 4 由于参保群体均为年老者，因而计划 4 的费率水平 3.0 相对于市场平均水平 2.13 要高出 41%。

表 4-8　风险因子的费率结构调整（例 4）

（1）铜级计划	（2）费率因子	（3）估计人均实际成本（＄）	（4）费率调整	（5）未调整风险因子	（6）费率调整后的风险因子
计划 1	1.0	200	0.47	0.26	0.79
计划 2	2.0	700	0.94	0.92	0.98
计划 3	2.5	950	1.18	1.25	1.07
计划 4	3.0	1200	1.41	1.57	1.16
总和/平均	2.13	762	1.00	1.00	1.00

注：未经调整的风险因子计算公式为：（5）＝（3）/762；第（6）列经过费率调整后的风险因子计算公式为：（6）＝（5）＋1－（4）。

观察表 4-8 最后三列可以发现，计划 4 未经费率调整前的风险因子由于较高的人均实际成本而比市场平均水平高 57%，考虑到计划保费收入水平比市场平均水平高 41%，综合后的结果反映在费率调整后的风险因子上是，计划 4 比市场平均水平高 16%，这 16% 就是计划 4 高承保风险水平导致的高赔付成本中不能通过等级费率得到补偿而应该由风险平衡转移支付补偿的部分。

第四步，风险平衡转移支付。

要进行风险平衡的转移支付就涉及如何根据风险因子计算风险平衡转移支付金额，而该转移支付有可能存在收支失衡的情况。表 4-9 中的例 5 就展示了这种情形。

表 4-9　风险转移收支失衡问题（例 5）

	计划 A	计划 B	平均/总和
（1）精算价值	0.6	0.8	0.7
（2）估计总成本	＄900	＄1100	＄1000
（3）估计实际成本	＄540	＄880	＄710
（4）平均个体实际成本(标准风险保费)	＄600	＄800	＄700
（5）风险平衡转移金额	－＄60	＄80	

例 5 假定市场上计划 A、B 各占 50% 的份额，表 4 - 9 给出了各计划的精算价值、估计总成本、估计实际成本、市场平均风险下的实际成本以及基于该实际成本计算的风险平衡转移金额。

表 4 - 9 中的各计划标准风险保费是计划的精算价值与市场平均估计总成本的乘积，即在市场平均医疗服务总成本条件下计划实际需支付的部分（比如计划 A 的标准风险保费 600 = 计划 A 的精算价值 0.6 × 市场平均总成本 1000）。基于各计划标准保费的风险平衡支付等于计划估计成本减去计划标准保费，含义就是如果承保风险水平（用估计成本衡量）高于市场平均风险水平（用市场平均估计成本衡量），导致计划估计实际成本较高，那么计划就能获得平衡转移收入；反之亦然。从表 4 - 9 中第（5）行我们可以发现在该基础下的风险平衡基金的转移支付不能实现自融资（不能平衡）。计划 B 获得的 80 美元的平衡金额收入超过了计划 A 60 美元的平衡金额支出，多出的 20 美元需要从其他渠道获得。

有两种方法能够解决例 5 中出现的平衡基金收支失衡的问题：①在计算风险平衡转移金额时使用计划标准保费的同时对转移的金额进行调整；②对各计划使用一个统一的平均保费来计算转移支付，在该方式下不需要进行事后的风险平衡金额调整。

例 5 展示了使用计划各自标准保费计算风险平衡转移金额时存在的收支失衡，因而需要对不平衡额度实施事后的调整。卫生部正考虑使用上述第②种方法来解决这一问题，也就是基于州平均保费计算风险平衡转移金额。这个方法不仅能实现收支平衡的目的，而且是一个计算平衡转移金额实用、直接的方法。这一计算风险平衡转移支付方法的公式为：

转移金额 =（调整后计划平均风险因子 - 1）× 州平均保费

其中，调整后计划平均风险因子 = 未经调整计划平均风险因子 - 各项调整的乘积 + 1。

对于计划 p，各项调整的乘积用公式表示就是：

$$Adjustmant(p) = \big[AV(p) \times RF(p) \big] \big/ \big[\sum_i S(i) \times AV(p) \times RF(i) \big]$$

上式中各符号的含义与前文中解释相同。

例 6 展示了如何基于州平均保费和前文方法得到的风险因子计算风险转移金额，并给出了转移后各计划的保费水平。

例 6 假设市场由 A、B 计划组成，两个计划各占 50% 的市场份额，表 4 – 10 列示了计划的各种信息。

表 4 – 10　通过调整基础保费重新平衡风险转移收支（例 6）

	计划 A	计划 B	平均/总和
(1)精算价值	0.6	0.8	0.7
(2)估计总成本	$4900	$5100	$5000
(3)估计实际成本	$2940	$4080	$3510
(4)风险因子	0.84	1.16	1
(5)精算调整	0.86	1.14	1
(6)调整后风险因子	0.98	1.02	1
(7)平衡转移支付	– 68.57	68.57	$0
(8)计划保费(平衡转移后)	3009	4011	$3510
(9)计划标准保费	3000	4000	$3500
(10)平衡转以后计划保费与标准保费之比	1.003($3009/$3000)	1.003($4011/$4000)	1.003

表 4 – 10 中第（1）至第（6）行各数据的计算与例 4 相同。

表 4 – 10 中第（7）行平衡转移支付的计算公式为：（7）＝［（6）－1］×3510，州平均保费 3510 就是两个计划实际成本的市场份额加权平均值，也就是表 4 – 10 中第（3）行的最后一个数值。上面介绍的式子是用风险因子和州平均保费计算的，如果对公式进行简化和替换可以进一步得到从计划成本补偿角度考虑的等价公式：（7）＝（3）－（1）×（2）

的精算价值加权平均。再回顾例 5，我们可以发现例 5 中转移支付的计算方法与上面等价公式的差别就在于右边第二项中与精算价值（1）相乘的是估计总成本（2）的简单平均而不是（2）的精算价值加权平均，精算价值（1）乘以该简单平均得到的是计划的标准保费，而如果乘以精算价值加权平均得到的是市场标准保费。

表 4 – 10 中（8）＝（3）－（7）。计划标准保费（9）与例 5 中的计算方法相同。（10）＝（8）／（9），对该表达式进行简化替换可得到等价公式：（10）＝（2）的精算加权平均值／（2）的简单平均值，由此可知例 6 中的各计划的转移后保费与标准保费之比是相同的，而且最终转移后的计划保费之所以比计划标准保费高，是由于精算价值高的计划 B 的估计成本更高。

第三节　风险平衡机制的实证模拟

（一）基于人口统计学的模型

对于具有不同人口统计学特征的人群，有：

$$E[C_i] = \beta_0 + \beta_1 ag2_i + \beta_2 ag3_i + \beta_3 ag4_i + \beta_4 ag5_i + \beta_6 ag6_i + \beta_7 XB_i + \beta_8 dq1_i + \beta_9 dq2_i$$

其中 $E[C_i]$ 表示第 i 个个体的期望赔付，$ag2_i$，$ag3_i$，$ag4_i$，$ag5_i$，$ag6_i$ 表示第 i 个个体年龄组的虚拟变量，例如如果年龄为 47，则其 $ag3$ 变量为 1，其余年龄虚拟变量取值为 0；如果这 5 个变量都为 0，则表示的是小于 30 的人群。XB_i 表示第 i 个个体的性别变量，0 表示男性，1 表示女性。$dq1_i$，$dq2_i$ 表示第 i 个个体地区的虚拟变量。利用 2010 年数据对公式参数进行估计，得到的结果如表 4 – 11 所示。

表 4 – 11　三因素人口统计学风险评估模型的参数估计

	非标准化系数		标准系数	t	Sig.
	B	标准误差			
（常量）	156. 209	43. 180		3. 618	0. 000
XB	– 39. 832	28. 639	– 0. 003	– 1. 391	0. 164
$dq1$	– 65. 087	32. 032	– 0. 004	– 2. 032	0. 042
$dq2$	– 6. 289	46. 054	0. 000	– . 137	0. 891
$ag2$	66. 474	42. 563	0. 004	1. 562	0. 118
$ag3$	276. 557	42. 240	0. 016	6. 547	0. 000
$ag4$	610. 199	50. 775	0. 027	12. 018	0. 000
$ag5$	1141. 674	64. 062	0. 037	17. 821	0. 000
$ag6$	1209. 257	66. 705	0. 038	18. 128	0. 000

模型方差检验的 F 统计量的值为 96. 102，其 P 值几乎为 0，认为整个模型参数估计具有统计显著性。从表 4 – 11 结果中可以看到变量参数基本上也都具有统计显著性，模型 $R^2 = 0. 002$。

对各类人群进行风险评估，计算各类人群的风险因子：

$$C_i \text{ 的风险因子} = \frac{E[C_i]}{E[C]}$$

在此，C_i 为一类人群，根据上述公式进行计算，可以得到各类人群的风险因子（见表 4 – 12）。

表 4 – 12　各类人群的风险因子

性别	地区	年龄					
		1	2	3	4	5	6
0	0	0. 36	0. 51	0. 99	1. 74	2. 95	3. 11
	1	0. 21	0. 36	0. 84	1. 60	2. 81	2. 96
	2	0. 34	0. 49	0. 97	1. 73	2. 94	3. 09
1	0	0. 26	0. 42	0. 89	1. 65	2. 86	3. 02
	1	0. 12	0. 27	0. 75	1. 51	2. 72	2. 87
	2	0. 25	0. 40	0. 88	1. 64	2. 85	3. 00

在此，假设精算价值为1，并且对人群统一收费，即不需要进行精算调整及费率结构调整。由此可以直接用风险因子表来计算各个分类人群的风险调整支付金额。

风险调整支付金额 ＝（风险因子 － 1）× 基础保费

假设基础保费为440，可以计算各类人群的风险调整支付金额，具体结果如表4 - 13所示。

表4 - 13　各类人群的风险调整金额

单位：元

性别	地区	年龄					
		1	2	3	4	5	6
0	0	－ 283.51	－ 216.92	－ 6.47	327.76	860.18	927.88
	1	－ 348.72	－ 282.12	－ 71.67	262.56	794.97	862.68
	2	－ 289.81	－ 223.22	－ 12.77	321.46	853.88	921.58
1	0	－ 323.42	－ 256.82	－ 46.37	287.86	820.27	887.98
	1	－ 388.62	－ 322.03	－ 111.57	222.66	755.07	822.78
	2	－ 329.72	－ 263.13	－ 52.67	281.56	813.97	881.68

（二）考虑历史医疗费用的模型

人口统计学特征只能反映一般特征的风险差异，但是对于同一人群而言，个体之间也存在差异，即个体的风险水平都不同。上述人口统计学模型只能区分人群间的风险差异，无法对个体风险水平进行细化。由于病患的历史医疗费用是对病患过去身体健康信息的反映，在此考虑在人口统计学模型的基础上引入个体过去两年的历史医疗费用信息来对个体风险水平进行细化。

故对于个体期望赔付 $E[C_i]$ 有：

$$E[C_i] = \beta_0 + \beta_1 ag2_i + \beta_2 ag3_i + \beta_3 ag4_i + \beta_4 ag5_i + \beta_6 ag6_i +$$
$$\beta_7 XB_i + \beta_8 dq1_i + \beta_9 dq2_i + \beta_{10} X2008_i + \beta_{11} X2009_i$$

其中 $X2008_i$ 和 $X2009_i$ 分别表示第 i 个个体 2008 年及 2009 年的历史医疗费用，其余变量同人口统计学特征模型保持一致。

对模型参数进行估计，得到的结果如表 4 - 14 所示。

表 4 - 14　三因素历史医疗费用风险评估模型参数估计

	非标准化系数		标准系数	t	Sig.
	B	标准误差			
（常量）	134. 528	43. 006		3. 128	0. 002
XB	- 35. 193	28. 522	- 0. 002	- 1. 234	0. 217
$dq1$	- 55. 439	31. 902	- 0. 004	- 1. 738	0. 082
$dq2$	14. 320	45. 869	0. 001	0. 312	0. 755
$ag2$	55. 415	42. 389	0. 003	1. 307	0. 191
$ag3$	240. 180	42. 075	0. 014	5. 708	0. 000
$ag4$	520. 994	50. 607	0. 023	10. 295	0. 000
$ag5$	945. 593	63. 955	0. 031	14. 785	0. 000
$ag6$	678. 998	67. 452	0. 021	10. 066	0. 000
$X2008t$	0. 015	0. 002	0. 012	6. 477	0. 000
$X2009t$	0. 088	0. 002	0. 087	46. 191	0. 000

模型方差检验的 F 统计量的值为 331.470，其 P 值几乎为 0，认为整个模型参数估计具有统计显著性。从表 4 - 14 中可以看到变量参数基本上也都具有统计显著性，模型 $R^2 = 0.11$，要比人口统计学模型来得高。

与人口统计学模型不同，由于引入了历史信息变量，在此进行的风险评估是对各个个体的风险评估，而不是对各个分类人群的风险评估。在此，C_i 为单个个体，因此 $E[C_i]$ 为单个个体的期望赔付，计算的风险因子也是单个个体的风险因子。风险因子计算方法与人口统计学模型相同：

$$风险因子 = \frac{E[C_i]}{E[\bar{C}]}$$

在得到各个个体的风险因子后对风险因子进行调整，同样在此假设精算价值为 1，且费率结构不进行调整。计算各个个体的风险调整金额：

风险调整金额 =（风险因子 - 1）× 基础保费

由于样本个体较多，在此仅展示随机抽取的 40 个样本个体的风险因子及风险调整金额的具体数值（见表 4 - 15）。

表 4 - 15　三因素历史医疗费用风险评估模型风险因子与
风险调整金额（40 个随机个体）

样本编号	地区	性别	年龄	2008 年费用（元）	2009 年费用（元）	风险因子	转移金额（元）
1	0	0	65	0	0	2.46	1080.122
2	0	1	56	0	0	1.41	620.3287
3	0	0	78	0	0	1.85	813.5261
4	0	0	61	0	13965	5.26	2308.92
5	0	0	52	0	0	1.49	655.522
6	0	1	46	0	0	0.77	339.5149
7	0	0	44	0	0	0.85	374.7082
8	0	0	61	0	0	2.46	1080.122
9	0	1	85	0	0	1.77	778.3327
10	0	0	43	0	0	0.85	374.7082
11	1	0	93	0	0	1.73	758.0873
12	1	1	53	0	0	1.29	564.8899
13	1	1	55	0	0	1.29	564.8899
14	0	1	49	0	0	0.77	339.5149
15	0	1	55	0	0	1.41	620.3287
16	0	0	39	0	0	0.43	189.9435
17	0	0	75	0	6667	3.19	1400.164
18	0	0	73	0	0	1.85	813.5261
19	0	0	69	0	15249	5.51	2421.901
20	2	0	29	0	0	0.34	148.848
21	2	1	37	0	0	0.38	169.0699
22	1	0	24	0	0	0.18	79.08947
23	2	1	39	0	0	0.38	169.0699
24	1	1	27	0	0	0.1	43.89615
25	2	1	40	0	0	0.81	353.8346
26	2	0	28	0	0	0.34	148.848
27	2	0	25	0	0	0.34	148.848
28	2	0	45	0	0	0.89	389.0279

样本编号	地区	性别	年龄	2008 年费用	2009 年费用	风险因子	转移金额
29	1	1	25	0	0	0.1	43.89615
30	1	1	40	0	0	0.65	284.0761
31	1	0	30	0	0	0.31	134.5047
32	1	1	25	0	0	0.1	43.89615
33	1	1	26	0	0	0.1	43.89615
34	1	0	22	0	0	0.18	79.08947
35	1	0	36	0	0	0.31	134.5047
36	1	1	38	0	0	0.23	99.31136
37	1	1	39	0	0	0.23	99.31136
38	2	1	41	0	0	0.81	353.8346
39	2	0	33	0	0	0.47	204.2632
40	2	0	38	0	0	0.47	204.2632

可以从上述抽取的 40 个样本中看到，2008 年及 2009 年发生了医疗赔付的个体的风险因子要显著大于未发生赔付的个体，转移金额也要高于相应的同等人群。

（三） 考虑诊断信息的模型

同样为了细化个体风险水平，在此不考虑历史医疗费用作为变量，而将其诊断信息引入模型。本书将诊断信息按照 ICD - 10 系统编码进行分类，将全部诊断分为 23 类，由于其中 2 类总的样本量合计只有 3 例，为了不影响模型准确性，因此将这 3 例按照相近原则归为其余类别，故在此表示诊断信息的变量共有 21 类。

对于个体期望赔付 $E[C_i]$，有

$$E[C_i] = \beta_0 + \beta_1 ag2_i + \beta_2 ag3_i + \beta_3 ag4_i + \beta_4 ag5_i + \beta_6 ag6_i + \beta_7 XB_i + \beta_8 dq1_i + \beta_9 dq2_i + \beta_{10} a_i + \beta_{11} b_i + \cdots + \beta_{30} z_i$$

其中 a_i，b_i，$\cdots$，z_i 表示诊断信息的虚拟变量，取值为 1 表示诊断为该类发生，取值为 0 则表示诊断为该类未发生。在此，假设各类诊断相互独立。其余变量同人口统计学模型一致。由于只有 2011 年该市人口的诊断数据，故在此只能对风险及当年的风险转移进行评估，并不能进行风险调整的效果评估。

对模型各个参数进行估计，得到的结果如表 4 - 16 所示。

表 4 - 16　三因素诊断相关风险评估模型参数估计

	非标准化系数		标准系数	t	Sig.	共线性统计量	
	B	标准误差				容差	VIF
（常量）	- 51. 883	49. 625		- 1. 046	0. 296		
XB	- 175. 149	32. 941	- 0. 009	- 5. 317	0. 000	0. 983	1. 018
$dq1$	215. 752	36. 802	0. 011	5. 863	0. 000	0. 780	1. 281
$dq2$	291. 373	52. 908	0. 010	5. 507	0. 000	0. 790	1. 267
a	9997. 709	839. 415	0. 020	11. 910	0. 000	0. 997	1. 003
b	15098. 791	512. 242	0. 049	29. 476	0. 000	0. 993	1. 007
c	29480. 356	311. 085	0. 166	94. 766	0. 000	0. 905	1. 105
d	8181. 174	337. 886	0. 041	24. 213	0. 000	0. 992	1. 008
e	9414. 346	300. 066	0. 053	31. 374	0. 000	0. 994	1. 006
f	10978. 690	789. 347	0. 023	13. 909	0. 000	0. 999	1. 001
g	20717. 823	396. 450	0. 088	52. 258	0. 000	0. 993	1. 007
h	2955. 435	323. 298	0. 015	9. 142	0. 000	0. 993	1. 007
i	14467. 570	158. 731	0. 156	91. 145	0. 000	0. 957	1. 045
j	13296. 559	214. 284	0. 105	62. 051	0. 000	0. 974	1. 027
k	6675. 656	200. 101	0. 056	33. 361	0. 000	0. 988	1. 012
l	6426. 530	769. 037	0. 014	8. 357	0. 000	0. 999	1. 001
m	9079. 647	304. 145	0. 050	29. 853	0. 000	0. 995	1. 005
n	9722. 308	244. 973	0. 067	39. 687	0. 000	0. 994	1. 006
o	1475. 383	567. 182	0. 004	2. 601	0. 009	0. 998	1. 002
q	5394. 649	677. 103	0. 013	7. 967	0. 000	0. 999	1. 001
r	8157. 591	327. 080	0. 042	24. 941	0. 000	0. 992	1. 009
s	7461. 673	320. 481	0. 039	23. 283	0. 000	0. 997	1. 003
t	8803. 294	845. 928	0. 017	10. 407	0. 000	0. 999	1. 001
x	20143. 928	1464. 654	0. 023	13. 753	0. 000	1. 000	1. 000
z	15138. 020	452. 311	0. 058	33. 468	0. 000	0. 919	1. 088
$ag2$	115. 298	48. 903	0. 005	2. 358	0. 018	0. 574	1. 742
$ag3$	205. 856	48. 574	0. 009	4. 238	0. 000	0. 563	1. 777
$ag4$	525. 722	58. 476	0. 019	8. 990	0. 000	0. 649	1. 541
$ag5$	1004. 051	74. 086	0. 026	13. 553	0. 000	0. 740	1. 351
$ag6$	2443. 129	78. 992	0. 061	30. 929	0. 000	0. 711	1. 407

整个模型的方差分析的 F 统计量值为 1718.020，P 值几乎为 0，整个模型具有统计显著性，且各个变量的 t 检验的 P 值也几乎为 0，各个变量也具有统计显著性。由于引入了较多的诊断信息的变量，因此对模型进行了共线性诊断。可以看到模型各个变量的方差扩大因子（VIF）均远小于10，故可以认为模型不存在多重共线性。模型的 $R^2 = 0.139$，比人口统计学模型及历史医疗费用模型都要高。

同样可以根据各个变量的系数计算每个个体的期望赔付 $E[C_i]$，然后求得其风险因子，对风险因子进行调整后确定风险调整金额。

（四）考虑诊断信息和历史医疗费用的混合模型

我们进一步细化个体水平，考虑将诊断信息及历史医疗费用都引入模型。对于个体期望赔付有：

$$
\begin{aligned}
E[C_i] = {} & \beta_0 + \beta_1 ag2_i + \beta_2 ag3_i + \beta_3 ag4_i + \beta_4 ag5_i + \beta_6 ag6_i + \\
& \beta_7 XB_i + \beta_8 dq1_i + \beta_9 dq2_i + \beta_{10} a_i + \beta_{11} b_i + \cdots + \\
& \beta_{30} z_i + \beta_{31} X2008_i + \beta_{32} X2009_i + \beta_{33} X2010_i
\end{aligned}
$$

各个变量的含义同前文相同，对模型变量的系数进行估计，得到的结果如表 4 - 17 所示。

模型方差检验的 F 统计量值为 1756.494，其 P 值接近 0，模型各个参数的 t 统计量如表 4 - 17 所示，t 检验的 P 值也都接近 0，模型整体及模型各个变量都具有统计显著性。模型各个变量的方差扩大因子（VIF）也都远小于 10，模型不具有多重共线性。模型 $R^2 = 0.151$，比人口统计学模型、历史费用模型及诊断信息模型都要高。

在得到个体期望赔付模型后可以对个体进行风险评估，确定其风险因子，并进行风险调整金额的计算。同样，由于数据限制，无法对该模型的风险调整进行效果评价。

表 4 - 17　三因素混合风险评估模型参数估计

	非标准化系数		标准系数	t	Sig.	共线性统计量	
	B	标准误差				容差	VIF
（常量）	- 91.015	49.191		- 1.850	0.064		
XB	- 165.919	32.651	- 0.008	- 5.082	0.000	0.983	1.018
dq1	231.352	36.479	0.012	6.342	0.000	0.780	1.281
dq2	327.097	52.447	0.012	6.237	0.000	0.789	1.267
a	9165.579	832.180	0.018	11.014	0.000	0.997	1.003
b	14466.145	507.841	0.047	28.486	0.000	0.993	1.007
c	27462.399	309.831	0.155	88.637	0.000	0.896	1.115
d	8052.976	334.920	0.040	24.044	0.000	0.992	1.008
e	8944.713	297.542	0.050	30.062	0.000	0.993	1.007
f	9623.986	782.719	0.020	12.296	0.000	0.998	1.002
g	19841.450	393.176	0.084	50.465	0.000	0.992	1.008
h	3033.273	320.460	0.016	9.465	0.000	0.993	1.007
i	13881.332	157.632	0.149	88.061	0.000	0.954	1.049
j	12793.973	212.602	0.101	60.178	0.000	0.972	1.029
k	6349.520	198.391	0.053	32.005	0.000	0.987	1.013
l	6088.622	762.295	0.013	7.987	0.000	0.999	1.001
m	8766.971	301.502	0.048	29.078	0.000	0.995	1.005
n	9504.832	242.843	0.065	39.140	0.000	0.994	1.006
o	1493.130	562.195	0.004	2.656	0.008	0.998	1.002
q	5425.780	671.153	0.013	8.084	0.000	0.999	1.001
r	8005.742	324.212	0.041	24.693	0.000	0.992	1.009
s	7419.048	317.665	0.039	23.355	0.000	0.997	1.003
t	8542.186	838.517	0.017	10.187	0.000	0.999	1.001
x	19780.738	1451.797	0.023	13.625	0.000	1.000	1.000
z	14228.403	448.538	0.055	31.722	0.000	0.918	1.089
ag2	96.934	48.474	0.004	2.000	0.046	0.574	1.742
ag3	139.797	48.155	0.006	2.903	0.004	0.562	1.778
ag4	369.057	58.002	0.013	6.363	0.000	0.648	1.543
ag5	673.402	73.579	0.018	9.152	0.000	0.737	1.356
ag6	1692.511	79.149	0.042	21.384	0.000	0.696	1.438
X2008t	0.080	0.003	0.053	30.411	0.000	0.896	1.116
X2009t	0.087	0.002	0.070	39.835	0.000	0.884	1.131
X2010t	0.085	0.002	0.069	41.005	0.000	0.978	1.022

（五） 模型拟合效果评价

对于上述模型，每一个模型都对应一种风险评估方案，也对应了一种风险调整结果。本节主要解决的问题是评价风险调整结果的好坏。对风险调整结果的评价分为两个方面：一方面是模型的比较评价，另一方面是对风险调整结果的评价。但是由于数据限制，现有的数据仅能够对人口统计学模型及历史费用模型进行风险调整结果的评价。

不难看出，人口统计学模型中需要的信息量最少，历史费用及诊断信息模型需要的信息量其次，混合模型需要的信息量最多。当然，所需信息量的增加意味着模型复杂度的提高。AIC 信息量是权衡模型复杂度和模型拟合优良的比较标准。增加自由参数的个数提高了拟合的优良性，但是需要尽量避免出现过度拟合的情况。AIC 信息准则提供了寻找可以最好地解释数据但包含最少自由参数的模型的方法，应当优先考虑 AIC 值最小的模型。

表 4 - 18 为各个模型的 AIC 值。可以看到在几个模型中人口统计学模型的 AIC 最大，而混合模型的 AIC 最小，这表明在这 4 个模型中应当优先考虑混合模型。接下来再考虑线性模型的拟合优度 R^2 的比较，表 4 - 19 为各个模型的拟合优度 R^2 的值。在 4 个模型中人口统计学模型的 R^2 最低，为 0.002；混合模型的 R^2 最高，为 0.154。这同样表明了这 4 个模型中混合模型的拟合结果最好，同根据 AIC 准则进行比较的结果是一致的。这也表明了模型中具备的信息越多，对个体的风险评估就越精确。

表 4 - 18　各个模型的 AIC 值

模　　型	AIC	模　　型	AIC
人口统计学模型	6531608	诊断信息模型	6492176
历史费用模型	6522679	混合模型	6486732

表 4 - 19　各个模型的 R^2 值

模　　型	R^2	模　　型	R^2
人口统计学模型	0.002	诊断信息模型	0.139
历史费用模型	0.11	混合模型	0.154

第四节　风险平衡机制的效果评估

（一）效果评估的方法和原理

风险平衡机制实施的目标之一就是消除保险人的风险选择，然而在风险平衡机制不完善的情况下，保险人通过风险选择可以提高单位利润高的参保人的比例，从而降低保费、增加市场份额。所以衡量风险平衡机制效果的重要指标之一就是实施风险选择后保险人的保费下降比例。此外，在风险平衡机制下保险人实施风险选择存在错误归类的情况（将单位利润较高的参保人归入需要排除的类别），所以衡量风险平衡机制的另一个重要指标就是保险人风险选择的误判比例。

在社群定价的情形下，保险人针对风险水平不同的个体收取统一的费率，而健康保障支出因个体风险程度的不同而不同，所以风险平衡补贴必须充分反映保费与赔付支出的差异，也就是说风险平衡中的风险因子应当能较精确地估计医疗保障支出，否则保险人就会有较大的风险选择动机。

Konstantin Beck 等（2009）[①] 使用瑞士 18 万个个体 1997～2004 年的

---

① Konstantin Beck, Maria Trottmann, Peter Zweifel (2009), "Risk Adjustment in Health Insurance and its Long-term Effectiveness," *Journal of Health Economics*, Volume (Year)：29 (2010) Issue (Month)：4 (July) pp. 489 - 498.

面板数据（1997～1999 年的数据作为历史信息，2000～2004 年作为预测区间）评估了 4 种风险平衡机制下医疗保健成本估计的拟合程度。4 种风险平衡机制是：①没有风险平衡因子；②人口特征变量作为风险因子，使用 28 组年龄性别水平进行风险平衡；③在人口特征变量基础上加入之前是否住院这一虚拟变量作为风险因子；④在③的基础上加入诊疗信息变量（PCGs）作为风险因子。上述四类风险评估方法对医疗服务成本的拟合情况如表 4 - 20 所示。

表 4 - 20　Konstantin Beck 各个风险评估模型的 R^2 值

风险评估模型	R^2（2000 年）
没有风险平衡因子	0.00
人口特征变量作为风险因子	0.11
人口特征变量和是否住院作为风险因子	0.21
人口特征变量、是否住院和诊疗信息作为风险因子	0.30
基准:保险人自身模型	0.48

这一结果表明风险平衡机制对风险因子考虑得越细致，其对医疗保健成本的估计就越精确。

在 Konstantin Beck 的研究中，期望利润的计算公式为：

$$E[\pi_{i,j}] = \sum_{i=2000}^{2004} (E[p_{i,t,j}] - E[HCE_{i,t}] + E[RA_{i,t,j}])$$

$$\prod_{h=2000}^{t} (1 - p_{i,h}^{death}) \prod_{k=2001}^{t} (1 - p_{i,k}^{switch}) \frac{1}{(1+r)^{t-2000}}$$

作者利用期望利润（2000 年初为评估起点，评估区间为 2000～2004 年）的高低将参保人分为 4 类（A 类期望利润大于 1000CHF，B、C 类期望利润在 - 1000CHF 到 1000CHF 之间，D 类期望损失大于 1000CHF），其中将 A 类作为保险人吸引参保类别，将 D 类作为保险人排除类别。

表 4 - 21 显示当风险平衡机制越来越精细时，A、D 两类群体在总参保群体中的占比越来越小，但 D 类群体总体来说比例下降不多。

表 4 - 21　Konstantin Beck 对参保人的划分

风险评估模型	参保人比例（%）			
	A	B	C	D
没有风险平衡因子	56	14	9	21
人口特征变量作为风险因子	40	27	14	18
人口特征变量和是否住院作为风险因子	26	34	23	17
人口特征变量、是否住院和诊疗信息作为风险因子	20	35	27	18

注：A：$E\left[\pi_{i,j}\right] > 1000$；B：$0 < E\left[\pi_{i,j}\right] < 1000$；C：$0 > E\left[\pi_{i,j}\right] > -1000$；D：$E\left[\pi_{i,j}\right] < -1000$。

表 4 - 22 显示的是在 4 种风险平衡机制下实施"对 D 类别投保人拒保"策略时的费率下降程度。可以看出在风险平衡机制引入了更多的风险因子从而更好地反映参保群体风险状况的情况下，保费下降比例越来越低，保险人风险选择效果变差。

表 4 - 22　拒保策略导致的费率下降程度

风险评估模型	保费下降比例（%）
没有风险平衡因子	46
人口特征变量作为风险因子	32
人口特征变量和是否住院作为风险因子	19
人口特征变量、是否住院和诊疗信息作为风险因子	16

作者还利用 2000 ~ 2004 年的实际承保数据对根据 1997 ~ 1999 年的数据计算的期望利润划分的参保群体风险类别进行了比较，得到根据期望利润划分的风险类别的误判率（见表 4 - 23）。

表 4 – 23　根据期望利润划分的风险类别的误判率

风险评估模型	A 类人群误判率（%）	D 类人群误判率（%）
没有风险平衡因子	7	24
人口特征变量作为风险因子	15	28
人口特征变量和是否住院作为风险因子	23	35
人口特征变量、是否住院和诊疗信息作为风险因子	25	38

表 4 – 23 显示随着风险平衡公式考虑的因子越来越精细，简单地通过期望利润原则划分的风险类别与实际情况相差越来越大。比如在将年龄、性别、既往住院情况和疾病诊疗成本作为风险因子的平衡机制下，根据 2000 年初先验信息判断为 A 类别的人群（期望盈利大于 1000CHF）有1/4 从事后实际数据来看带来承保损失。如此大比例的风险误判会大大降低保险人进行风险选择的动力。

以上分析还没有考虑保险人进行风险选择所产生的成本以及风险选择的实现程度（作者假定风险选择目标 100% 能实现，而且未考虑风险选择的实现手段）。如果加入上述未加分析的因素，保险人的风险选择动机会更加小。

综上分析，如果对风险平衡机制加以合理的设计是能够对保险人的风险选择起到很好的抑制作用的。比如说除了使用人口特征变量（年龄、性别）之外，加入既往住院和诊疗成本分组等较容易获取的反映参保人健康状况的变量作为风险因子。

风险平衡机制的另一个重要目标就是增进保险人提高医疗服务质量、控制医疗服务成本的动力。如果风险平衡补贴不足以弥补保险人由于高风险者加入带来的额外赔付支出，保险人将有动机进行风险选择，保险人也有可能采取措施控制过高的医疗服务成本，或者降低高风险者的医疗服务质量；同样，如果风险平衡补贴超过了保险人由于高风险者加入带来的额外赔付支出，保险人就有动力提高对高风险者的医疗服务质量，但也有可能减弱保险人对医疗服务成本的合理控制，造成医疗设施的过度使用。因此风险平衡补贴的选择是对医疗服务质量、医疗服务成本控制和风险选择权衡的结果，是政策目标和社会价值观的反映。

（二）效果评价方法的实证模拟

风险平衡机制实施的目标之一就是消除保险人的风险选择，然而在风险平衡机制不完善的情况下，保险人通过风险选择可以提高单位利润高的参保人的比例，从而降低保费、增加市场份额。所以衡量风险平衡机制效果有三类重要指标：①实施风险选择后保险人的保费下降比例；②实施风险选择后处于两端（单位利润较高以及单位利润较低）的投保人占比；③保险人实施风险选择后对两端群体的误判比例（将单位利润较高的参保人归入需要排除的类别以及将单位利润较低的投保人归为吸引承保类别）。

下文就根据上述三个指标对未实施风险平衡模型、人口统计学模型和历史费用模型进行调整结果的比较和评价。

2011 年预期医疗保险利润水平计算公式如下：

$$E\pi_{2011} = EP_{2011} - EC_{2011} + ET_{2011}$$

其中，$E\pi_{2011}$ 为预期利润，EP_{2011} 为 2011 年预期保费，EC_{2011} 为 2011 年预期赔付支出，ET_{2011} 为 2011 年预期风险平衡转移收入。因为预测期为一年，所以我们忽略通胀和利息的因素。

根据 2011 年期望利润的高低将参保人分为 3 类（A 类期望利润大于 300 元，B 类期望利润在 -600 元到 300 元之间，D 类期望损失大于 600 元），其中将 A 类作为保险人吸引参保类别，将 D 类作为保险人排除类别。并假定实施拒绝 D 类群体策略能成功排除 50% 的 D 类群体；对实施吸引 A 类群体策略的结果设置了两类情景，分别导致 A 类群体增加 50%

和 100%。

2011 年实际医疗保险利润水平计算公式如下:

$$\pi_{2011} = P_{2011} - C_{2011} + T_{2011}$$

其中，π_{2011} 为实际利润，P_{2011} 为 2011 年实际保费，C_{2011} 为 2011 年实际赔付支出，T_{2011} 为 2011 年实际风险平衡转移收入。模型中考虑实际保费以及风险平衡转移收入与预期值相同。

根据 2011 年实际医疗保险利润可以确定 A、D 类群体的误判比例，设定 A 类群体若实际利润为负，D 类群体若实际利润为正则为误判。

表 4-24 展示了未实施风险平衡策略、人口特征变量模型和历史信息模型下的 A、D 类群体占比。由此可以看出实施风险平衡转移之后，A、D 类群体占承保总体的比例明显下降（A、D 类群体占比分别从 20.05% 和 7.73% 降至历史信息模型下的 0.16% 和 0.44%），这说明实施风险平衡调整之后保险人进行风险选择的程度会明显下降。

表 4-24 A、D 类群体占比

单位: %

两端人群占比	无风险平衡	人口特征变量模型	历史信息模型
A 类群体占比	20.05	5.44	0.16
D 类群体占比	7.73	1.03	0.44

表 4-25 展示了在未实施风险调整、使用人口特征变量模型进行风险调整以及使用历史信息模型进行风险调整情况下，各类风险选择策略所能带来的保险人保费下降比例。由表 4-25 可以看出，实施风险平衡调整之后，保险人进行风险选择带来的保费下降比例非常有限，特别是在使用历史信息模型进行风险调整后，保费下降比例只有 0.5%，由此增加市场份额的意义不大，从而实施风险选择的动机会明显减弱。

表 4 - 25　实施风险选择后的保费下降比例

单位：%

实施策略	无风险平衡	人口特征变量模型	历史信息模型
拒保 D 类	11.72	5.25	0.72
吸引 A 类 50%	7.37	2.85	0.12
吸引 A 类 100%	13.51	5.55	0.24
拒保 D 吸引 A50%	18.25	7.97	0.84
拒保 D 吸引 A100%	23.66	10.55	0.96

表 4 - 26 展示了各模型下 A、D 类群体的误判比例。从表 4 - 26 中可以看出，A 类群体和总体误判比例随着风险平衡的实施而提高；D 类误判比例似乎在未实施风险调整的情况下更高，但与 A 类比较可以发现，在各模型下 D 类误判比例都在相近的范围内，可以认为 D 类群体误判比例没有明显变动。保险人根据 2011 年期望利润划分的 A 类群体（期望利润较高）在实际发生赔付之后实际产生亏损的比例随着风险调整的实施而提高，D 类群体没有明显变化，综合考虑保险人实施风险选择反而可能产生额外的亏损，所以进行风险选择的动机将会明显减弱。

表 4 - 26　A、D 类群体误判比例

单位：%

	无风险平衡	人口特征变量模型	历史信息模型
A 类误判比例	2.02	20.51	25.86
D 类误判比例	82.16	69.89	70.79

根据 A、D 类群体占比，风险选择策略保费下降比例以及 A、D 类群体误判比例三个指标，对未实施风险平衡模型、人口统计学模型和历史费用模型的风险调整结果进行比较可以得出如下结论：实施风险调整后保险人风险选择的动机会明显减弱，程度会明显降低；相较人口特征变量模型，历史信息模型对保险人的风险选择行为的抑制效果更加明显。

| 第 | 五 | 章 |

以健康保险交易所为载体的
医改 "第三条道路" 的实践效果

健康保险交易所是医改 "第三条道路" 的载体。健康保险交易所的实践效果难以单独评价，可以用医改 "第三条道路" 的实践效果来评价。瑞士、荷兰和美国马萨诸塞州等国家或地区的医改较早推行了 "第三条道路"，基于渐进改革理念的小规模试验提供了满足医改双目标的经验。

第一节　瑞士医改 "第三条道路" 的效果分析

无论是美国奥巴马医改法案，还是德国默克尔政府的医改方案都借鉴了瑞士模式，所推行的基本医疗保障制度都以政府强制和私营健康保险机构运营为主要特征。

2008 年瑞士人均医药费用支出达 7600 瑞士法郎，医药费用占 GDP 的10.7% （见表 5 - 1）。作为富裕国家的公民，瑞士人自愿选择高质量、高成本的医疗消费，追求医药消费的高性价比。

据估算，瑞士医药费用的增长中约有 1/3 与人口结构变迁有关，另外2/3 与医疗技术发展、健康保险给付结构改变和国民健康意识的提高有关。[①]

---

① Manser, Politische Entwicklungen im Schweizer Gesundheitswesen, in: Rebscher, Kaufmann (Hrsg.), Gesundheits System im Wandel, Heidelberg, S. 33.

表 5-1　各主要工业国家医药费用支出

	医药费用占 GDP 比例(%)		人均医药费用(瑞士法郎)		年均增长 (%)
	1998 年	2008 年	1998 年	2008 年	
英　国	6.7	8.7	2927	5140	5.8
西班牙	7.3	9.0	2597	4768	6.3
意大利	7.7	9.1	3444	4715	3.2
瑞　典	8.2	9.4	3723	5700	4.4
奥地利	10.0	10.5	4891	6522	2.9
德　国	10.2	10.5	4660	6140	2.8
瑞　士	10.1	10.7	5600	7600	3.1
法　国	10.1	11.2	4344	6071	3.4
美　国	13.4	16.0	7958	11814	4.0

注：根据经合组织（OECD）提供的人均国民生产总值（以购买力平价计算）数据计算。
资料来源：Taschenstatistik der Kranken und - Unfallversicherung, 2010。

在 1996 年 LAMal 法案实施之后，瑞士建立了强制私营健康保险制度，较为有效地克服了以前法定健康保险基金支出过高、国家补贴过大的弊端，强化了参保人的自付责任，降低了高收入者与健康人群的过重负担，提高了国民的保健意识。[①] 瑞士医改走"第三条道路"取得一定成效，基本健康保险实现了全民覆盖，参保人可以获得高质量的医疗服务。在强制参保的同时赋予了参保人较充分的选择健康保险机构和医疗服务提供者的自由、选择个人医药费自付额度和保险模式的自由以及购买补充健康保险的自由。

（一）医药费用支出增长得到控制

从经合组织公布的数据来看，2000～2009 年，以购买力平价计算，瑞士人均实际医药费用支出增长了 2.0%，同期 OECD 国家人均实际医药

① http：//www.bfs.admin.ch/bfs/portal/de/index/themen/gesundheit/uebersicht/blank/publika tionen.html？publicationID=1976 vom 17.1.2006.

费用支出增长了 4.0%，前者低于后者 2 个百分点（见图 5 - 1）。① 现行强制私营健康保险制度在控制医药费用支出增长方面还是较有成效的。

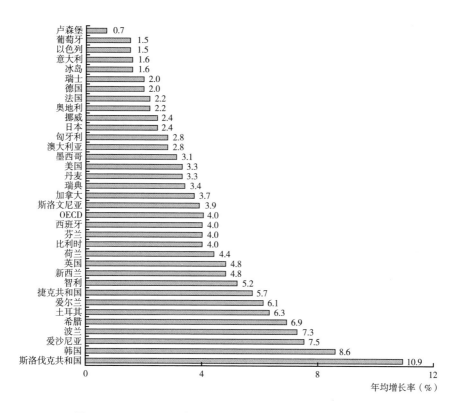

图 5 - 1　2000 ~ 2009 年 OECD 国家人均实际医药费用增长率

资料来源：OECD Health Data 2010，September 2010。

（二）政府财政负担较轻

瑞士政府近年来在国民医疗保健方面的财政支出占瑞士医疗总费用的比例较低，2008 ~ 2010 年这一比例仅为 18% 左右（见表 5 - 2）。

政府医疗保健支出包括联邦、州和市镇当局对医疗服务提供者的支出。

---

① OECD Health Data 2010，September 2010，http：//www.oecd.org/.

表 5－2　瑞士政府医疗保健财政支出及其占瑞士医疗总费用的比例

单位：10 亿瑞士法郎，%

年份	2002	2005	2006	2007	2008	2009	2010
医疗总费用	47.98	53	52.773	55.215	58.453	60.98	62.52
其中：政府支出	18.047	19.8	20.1	21.1	10.6	11.3	11.846
占比	37.61	37.57	38.09	38.21	18.13	18.53	18.90

注：2002～2009 年数据源于：Statistical Data on Switzerland 2005－2012；2010 年数据源于：Costs and financing of the health care system Swiss Federal Statistical Office 2010。

资料来源：http：//www.bfs.admin.ch/bfs/portal/en/index/themen/14/05/blank/key/ueberblick.html。

（三）基本医疗保障实现全覆盖

瑞士 2010 年的医疗保障覆盖率为 100%，与之相比，美国 2010 年的医疗保障覆盖率为 81.3%。

（四）较高的医疗质量

国民未满足的医疗需求处于 OECD 国家的较低水平。根据美国 Commonwealth Fund 的调查[①]，2010 年，在瑞士平均收入线之下的人群，其未满足医疗需求人群占比为 7%；在瑞士平均收入线之上的人群，其未满足医疗需求人群占比为 12%。两个指标在被调查的 OECD 国家中均处于最低前两名。

患者手术等待时间短。根据美国 Commonwealth Fund 基金会的调查[②]，2010 年，在瑞士患者可选择的外科手术中，等待时间超出 4 个月的手术

[①] 调查对象包括美国、德国、英国、法国、加拿大、瑞士、荷兰、瑞典、挪威、澳大利亚、新西兰。转引自 Health at a Glance 2011－OECD Indicators，http：//www.oecd.org/health/healthataglance。

[②] Health at a Glance 2011－OECD Indicators，http：//www.oecd.org/health/healthataglance。

占比为 7%，在被调查的 OECD 国家中处于最低前两名。

健康状况指标居于 OECD 国家较高水平。人均寿命居 OECD 国家前两位。2009 年，瑞士人均寿命 82.3 岁，在 OECD 国家中仅次于日本[1]；每 10 万人中风死亡人数，女性为 25 人，男性为 28 人，在 OECD 国家中均处于最低前三名；每 10 万人癌症死亡人数，女性为 111 人，男性为 180 人，分别居于 OECD 国家最低前三名和最低前六名；在 15 岁及以上年龄人口中，健康自我感觉良好率，女性为 85.4%，男性为 88.2%，在 OECD 国家中均处于最高前四名；每千名出生婴儿死亡人数为 4.3 人，低于 OECD 国家平均水平。

第二节　荷兰医改"第三条道路"的效果分析

荷兰医改是渐进式推进的，2006 年实施的医改法案主要推动了医疗保障体系的私营化。但是，2006 年之后在医疗服务体系的许多领域依旧延续政府的管制，私人健康保险公司对医疗服务的过程管理作用尚未得到充分发挥，医疗服务体系引入现代三边市场机制的领域有待扩展。

（一）成功之处

1. 法定健康保险的覆盖面扩大，个人负担减小

《健康保险法案》实施后，由于被要求强制性投保的人群扩大，法定健康保险的覆盖面显著扩大。2007～2009 年，荷兰没有法定健康保险的人数在 15 万人左右，并保持基本稳定的状态，明显低于改革之前 24 万人左右的水平（见图 5 - 2）。

---

[1]　Health at a Glance 2011 - OECD Indicators，http：//www.oecd.org/health/healthataglance.

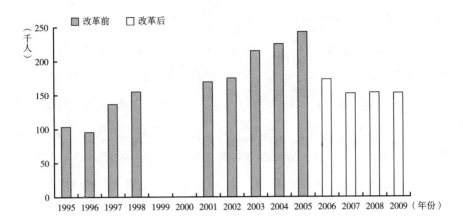

图 5 - 2　改革前和改革后荷兰没有法定健康保险的人数对比

注：1999～2000 年的数据缺失。

资料来源：RIVM（2010）。

《健康保险法案》实施后，荷兰医药费用负担显现下降趋势，个人自负的医药费用占可支配收入的比重下降，从 2005 年的 2.8% 下降为 2008 年的 2.1%（见表 5 - 3）。

表 5 - 3　荷兰医药费用负担

年份	医药费用个人支付金额(欧元)	占个人可支配费用的比重(%)
2000	344	1.4
2003	493	1.7
2004	663	2.3
2005	830	2.8
2006	734	2.4
2007	727	2.3
2008	712	2.1

资料来源：RIVM（2010）。

2. 医药价格上涨得到一定程度的控制

改革后一部分医疗服务领域实行市场定价，价格上涨现象得到较好控制。针对实行市场化定价的住院项目，保险公司作为基本医保经办机构，不断对医院施加压力，要求其降低收费。因此 2008 年以来，在实行市场化定价的住院项目领域（部门 B），其价格涨幅平均低于政府实施价格管制的住院项目领域（部门 A）2 个百分点（见表 5 - 4）。2006 年和 2008 年，扣除通货膨胀因素之后，实行市场化定价的住院项目领域价格实际为负增长。

表 5 - 4　2006 ~ 2009 年荷兰住院费用同比增长率

单位：%

	2006 年	2007 年	2008 年	2009 年
价格上涨（部门 A）	1.5	2.5	3.8	2.9
价格上涨（部门 B,2005 年有 17 种疾病实行市场定价）	0.0	2.1	1.1	1.5
价格上涨（部门 B,2008 年有 44 种疾病实行市场定价）	—	—	—	1.4

注：部门 A 为政府实施价格管制的住院项目领域，其价格为分类加权后的价格；部门 B 为市场化定价的住院项目领域，其价格为 DTC 价格。

资料来源：Schut and Van De Ven（2011）。

药品价格明显下降。《健康保险法案》准许保险公司采用药品目录，对药品目录之外的药物，将不能够从保险公司获得赔偿。2008 年，5 家最大的健康保险公司中的 4 家开始把相同治疗类别药品中的低价普通药纳入药品目录，保险公司采用联合招标或单独招标方式确定普通药品能否进入目录。在市场竞争压力下，2008 年，销售额排名前 10 位的普通药品价格同比下降 76% ~ 93%，降价使当年普通药品总支出节约 3.48 亿欧元（Schut and Van de Ven，2011）。

3. 投保人拥有更多选择权，选择团体合同的人数增多

按照 2006 年生效的《健康保险法案》，投保人每年至少有一次机会转投别的保险公司，投保人转投其他保险公司后，原来的保险公司不能拒绝投保人续保补充健康保险。法案要求保险公司最晚必须在当年 11 月 15 日公布下年的基本健康保险合同和价格（冉永兰，2010）。

2005 年，疾病基金会投保人的转换率是 7.5%，私人健康保险公司

的转换率是 15.4%。2006 年《健康保险法案》实施后，18% 的投保人
更换了保险公司，由于引入了开放式团体合同和团体折扣，很多非企
业雇员也通过各个社会团体享受折扣价。2007 年这一数字是 4.4%，
2008 年和 2009 年为 3.5%，2010 年为 3.9%，2011 年上升至 5.5%
（见图 5 – 3）。

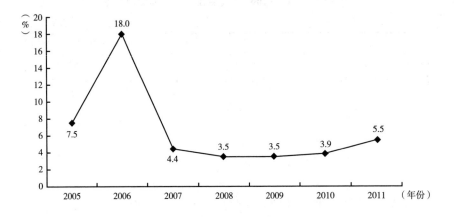

图 5 – 3   2005 ~ 2011 年荷兰人转换保险公司的比例

资料来源：Maarse（2011）、冉永兰等（2010）。

2007 年之后，投保人转换私人健康保险公司的比例较低，原因主要
有以下三点：一是大多数荷兰人对目前的保险公司比较满意；二是团体合
同可能减少个人转换的机会；三是保险公司在产品和价格上差别不大
（2009 年，收取名义保险费最高和最低的保险公司只差 183 欧元）①。

《健康保险法案》允许企业、社会团体就团体保险价格展开谈判，但
最多只有 10% 的团体折扣。因此，产生了两种类型的团体合同（Group
Contracts）：第一种类型是针对企业团体，2/3 的团体合同以企业为基础；
第二种类型是开放式团体合同（Open-group Contracts）。例如，一些患者

———————————

① 参见 RIVM（2010）。

组织为他们的成员签订团体合同，他们也为成员去谈判符合他们需要的、更具针对性的补充健康保险（比如糖尿病患者组织）。2007 年，企业团体合同的平均折扣率是 7%（Van De Ven and Schut，2008）。

2005 年，团体合同参保人数占疾病基金会参保人数的比例是 16.3%，占私人保险公司参保人数的比例是 52%，占全部参保人数的比例是 23.3%。2006 年《健康保险法案》实施后，团体合同参保人数占全部参保人数的比例是 53%，2007 年是 57.3%，2008 年是 59.2%（冉永兰等，2010）。

（二）有待改进的地方

医药卫生体制改革包括医疗保障体制改革和医疗服务体制改革，2006 年医改法案实施后，荷兰在基本医疗保障领域建立了强制私营健康保险制度，但是，由于医疗服务体制改革滞后，荷兰医药卫生体制的整体改革只完成了一半。

荷兰医疗服务体系改革滞后于医疗保障体系改革，两种改革难免出现一定程度的不匹配。虽然荷兰的健康保险公司有实施管理式医疗的经济利益驱动，也被允许有选择地同医疗服务提供者签约，但是医保双方就价格和服务质量进行谈判的空间依然受到政府管制的约束，保险公司推行管理式医疗的效果自然受到影响。

建立强制私营健康保险制度仅仅是荷兰医改的第一步，医改的第二步应当是实施配套的市场化改革，让健康保险公司发挥对医疗服务的过程管理作用，让"三边医疗市场"机制在更多的医疗服务领域发挥配置资源的基础性作用。私营化不是医疗保障体系改革的目的，医疗保障体系改革的目的是让私营健康保险在传统医疗服务体系的重构中发挥关键作用，克服传统医患双边医疗市场失灵，塑造现代医疗服务体系的管理式医疗机制，抑制医药费用膨胀，提升医疗服务体系的创新能力和以患者为中心的能力。

1. 保险公司推行管理式医疗遇到阻力

第一，政府在部分医疗服务领域依旧实施价格管制，医保双方进行价格谈判的领域受到限制，医药费用并未如政府所愿大幅减少。在政府管制的住院项目领域，2007～2009年的价格涨幅都在2.5%之上（见表5-4），明显超出市场化定价的住院项目领域。

第二，健康维护组织的创建遭遇政治及文化障碍（Schut and Van De Ven，2011）。政治团体、公众和医生团体担心保险公司干预执业医生自治以及干预病人自由选择医院和医生。在2008年底，一家区域性健康保险公司尝试接管一家陷入财务困境的当地医院，并计划建立健康维护组织。但是，上述计划遭到荷兰议会的强烈批评，几个政党甚至提出《健康保险法案》修正案以禁止医院和保险公司之间的购并行为，最后，独立专家委员会判定上述并购行为本身不损害公众利益，上述修正案未予受理。

荷兰社会舆论对保险公司和医疗机构之间的并购行为持反对立场，表明保险公司对医疗行为实施过程管理依然是个敏感的区域。

截至2010年底，只有一家大型健康保险公司同一家全科医疗中心进行了合并，并参股其他几家医疗中心。大多数保险公司不愿意选择性签署定点医院协议。

2. 供给诱导需求现象在部分领域依然较为明显

在政府管制较为严重的全科医生服务（GP）等领域，管理式医疗难以推行，供给诱导需求现象依然较为明显（Schut and Van De Ven，2011）。2006年全科医生人均接诊8296次，到2008年增长为9439次，导致投保人全科门诊人均成本从2006年的119欧元增长到2008年的127欧元（见表5-5）。原因在于从2006年至2009年，全科医生计酬仍执行政府管制下的按服务付费制（FFS）。理疗服务是另外一例，2007～2008年投保人人均理疗服务成本的增加，应当归于供给诱导需求导致的消费量增加（Maarse and Paulus，2011）。

表 5 – 5　2003～2008 年投保人人均成本增加额

单位：欧元

	2003 年	2004 年	2005 年	2006 年	2007 年	2008 年
全科医生服务	103	102	102	119	124	127
理疗服务	48	20	22	21	24	27

资料来源：Maarse and Paulus（2011）。

3. 医疗市场准入制度改革步伐较慢[①]

在 2008 年之前，进入荷兰医院市场几无可能，而且医院不被许可分配利润，对民间资本也缺乏吸引力。由于全科医生紧缺，国民看病等待的时间偏长，程序也显得复杂。

2008 年以后，荷兰政府逐渐取消了开设医院的部分限制，为吸引民间资本投资，考虑放宽对医院分红的限制；荷兰政府也在考虑放宽对医疗教育行业的准入限制。

第三节　美国马萨诸塞州医改"第三条道路"的效果分析

共和党总统候选人罗姆尼（Romney）在就任马萨诸塞州州长时，推动该州于 2006 年立法通过了强制性的全民医保计划，成为奥巴马民主党政府医改的模板。截至 2010 年底，马萨诸塞州的非老年人口中，只有 6.3% 的人未参加医保。

（一）马萨诸塞州医改法案的关键内容

1. 建立健康保险交易所

截至 2011 年 9 月底，共有 15.8 万名低收入成年居民加入了享受政府

---

① 参见 Schut and Van De Ven（2011）。

补贴的、在州保险交易所上市的私营健康保险计划（Commonwealth Care Plan）；截至 2011 年 8 月底，共有 4 万名居民参加了没有政府补贴的、在州保险交易所上市的私营健康保险计划（Commonwealth Choice Plan）（Kaiser Family Foundation，2012c）。个人保障购买者发现，投保选择范围扩大了，保费还降低了 25% 之多（Chalmers，2010）。

2. 强制投保

如果能够负担①，则成年人必须购买健康保险。全职员工人数等于或大于 11 人的企业，都要为员工提供健康保险，或每年为每个全职员工向州政府缴纳 295 美元（Chalmers，2010）。

3. 强制承保

在本州营业的私人保险机构不得因为投保人既往病史而拒绝承保；实行社群保费，不得因为投保人的健康状况或既往病史而实行差异化费率。

4. 政府补贴

如果投保人参加州保险交易所上市的私营健康保险计划，当其收入在联邦贫困线 300% 以内时，可获得政府补贴；收入在联邦贫困线 150% 以内的，可以获得全额补贴。另外，扩大州政府医疗救助计划和儿童医保计划的覆盖范围。

（二）成功之处

1. 医疗保障覆盖面扩大，并接近全覆盖

2007 年，在强制保险推行后的第一年，马萨诸塞州无医疗保障的人

---

① 豁免以下两类人的投保义务：其一，收入在联邦贫困线 150% 以内的；其二，由于购买健康保险而陷入严重财务困境的。

口比例即从 6.4% 下降到 5.7%。即使在 2008～2009 年经济危机时期，无
医疗保障的人口比例也继续下降到 3% 以下，而同期全美国无医疗保障的
人口比例连续上升到 14.9% 和 16.1%（见图 5－4）。

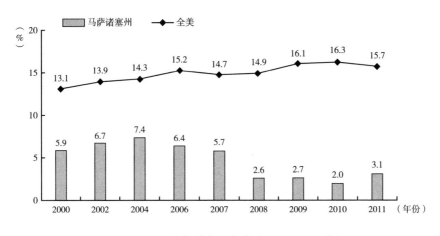

图 5－4　无医疗保障人口占比（2000～2011 年）

资料来源：Blue Cross Blue Shield of Massachusetts Foundation（2013）。

2. 医疗服务的可及性提高

确保医疗服务的可及性是医药卫生体制改革的重要目标之一，对马萨
诸塞州的调查表明，与改革前的 2006 年相比，在 2010 年有更高比例的非
老龄成年人获得了预防性医疗服务并经常性地使用某些医疗网络（见
图 5－5）。不必要的急诊量和住院量下降，表明医疗服务得到改善。

在抽样人群中，与改革前的 2006 年相比，2009 年报告自己医疗
服务需求未被满足的非老龄成年人比例下降了 5 个百分点。其中，报
告自己医疗服务需求未被满足的低收入人群（收入在贫困线 300% 之
下）所占比例下降了 8 个百分点，报告自己医疗服务需求未被满足的
慢性病人群所占比例下降了 7 个百分点（见图 5－6）。

在马萨诸塞州实施了医保改革后，相较于 4 个对比州及美国其他地
区，该州的就业情况几无差别，强制私营健康保险对就业岗位数量整体的

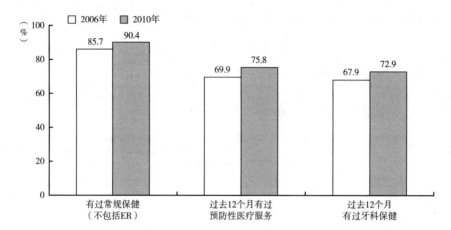

图 5 - 5　对马萨诸塞州非老龄成年人使用医疗服务调查

资料来源：Kaiser Family Foundation，2012c。

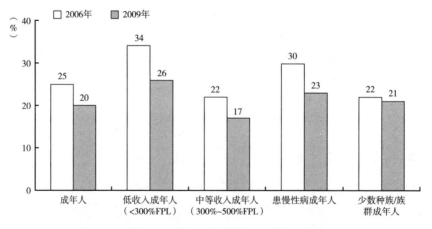

图 5 - 6　非老年成人样本人群中报告未满足医疗需求占比

资料来源：Blue Cross Blue Shield of Massachusetts Foundation（2013）。

影响轻微。但是，马萨诸塞州受影响的小企业（员工数量 10 ~ 49 人）的就业情况弱于美国其他地区（UBS，2012）。

（三）有待改进的地方：医药费用膨胀仍是一个突出问题

马萨诸塞州从 2006 年开始实施的医疗改革成功地扩大了医疗保障覆

盖面，但把控制医药成本这一棘手问题留待以后解决，健康保险交易所自身建设经验不足，在与医药成本控制有关的微观机制建设上几乎没有作为，相关配套制度尚未到位。因此，医药费用膨胀仍是马萨诸塞州医药卫生体系面临的一个突出问题。

1. 医药费用膨胀及其原因分析

2001～2009年，除了经济危机阶段①之外，马萨诸塞州的医药费用年均增长率一般在7%之上。预计2009～2020年，医药费用将翻一番，年均增长率为6.6%（Blue Cross Blue Shield of Massachusetts Foundation，2013b）。无论是实际的还是预期的医药费用年均增长率都超出美国GDP增速和马萨诸塞州生产总值增速3个百分点以上。相关数据见图5-7和图5-8。

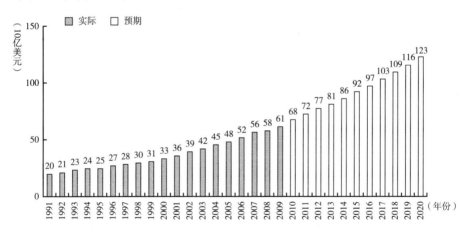

图5-7 1991～2020年马萨诸塞州实际和预期的医药费用

资料来源：Blue Cross Blue Shield of Massachusetts Foundation（2013b）。

对医药费用支付方分类别看，1991～2009年，各支付方医药费用的年均增长率都在6%以上。其中，联邦政府主办的Medicare支付医药

---

① 2008～2009年。

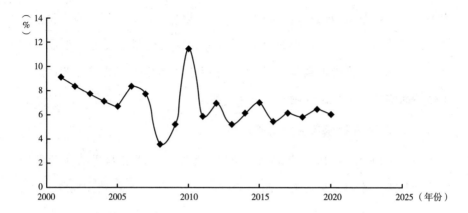

图 5 - 8　2001～2020 年马萨诸塞州实际和预期的医药费用增长率

费用的年均增长率为 7.1%，州政府主办的 Medicaid 支付医药费用的
年均增长率为 6.9%，私人部门支付医药费用的年均增长率为 6.2%
（见图 5 - 9）。

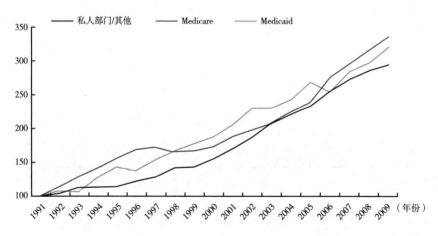

图 5 - 9　马萨诸塞州各支付方医药费用年增长指数（1991～2009 年）

注：基期为 1991 年。
资料来源：Blue Cross Blue Shield of Massachusetts Foundation（2013b）。

马萨诸塞州医药费用膨胀的原因包括以下两方面：一是来自医疗服务
市场的外部因素；二是医疗服务市场的内部低效率问题。

（1）医疗服务市场的外部因素。

马萨诸塞州的人口因素、经济发达程度及医疗保障覆盖程度揭示了对医疗服务更高的使用程度和支出水平。

2010年，该州医疗保障覆盖率高达98.1%（全美国的医疗保障覆盖率为83.7%），排名全美第一，同时患者就医时的自付成本（Out-of-Pocket Costs）较低，个人健康保险计划的平均起付线只有793美元，排名全美国倒数第五位。另外，马萨诸塞州人口老龄化程度排名全美国第九位，人均收入排名全美国第六位。

（2）医疗服务市场内部的低效率问题。

首先，医疗服务同质不同价。以不受病人病症及其复杂程度影响的普通医疗服务为例，相同的医疗服务，价格差异甚至高达十倍（见图5–10）。

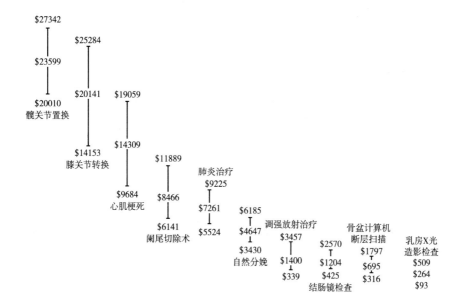

图5–10 马萨诸塞州经过严重性调整后的某些住院/专科收费价格差异

资料来源：Blue Cross Blue Shield of Massachusetts Foundation（2013b）。

其次，医疗服务价格与其质量没有相关关系。马萨诸塞州医疗融资与政策部（Division of Health Care and Policy）的研究者发现①，同类医疗服务价格或支出存在较大差异，并且与医疗服务质量没有明显的相关关系，表明在医疗服务质量不变的前提下，可以降低医疗服务价格。这也表明现有医疗服务市场存在低效率问题（见图 5-11 对不同医院阑尾切除术性价比的示例）。

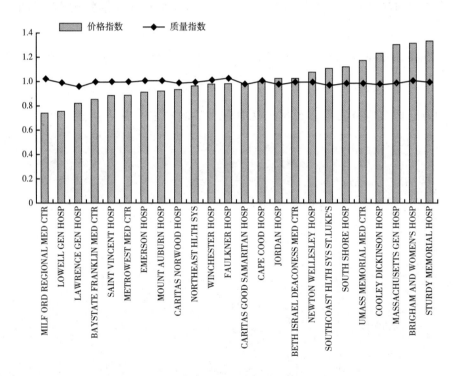

图 5-11 2009 年马萨诸塞州一部分医院阑尾切除术的
质量指数和价格指数

注：图中横轴英文为马萨诸塞州医院的英文名称。

---

① 调查样本包括：阑尾切除术（图 5-11）、腹腔镜胆囊切除、肥胖症治疗、膝关节置换、椎间盘切除减压、膝盖和小腿胫、髋关节置换、慢性阻塞性肺病、肺炎、心脏病发作治疗、充血性心力衰竭治疗、剖腹产以及自然分娩。

2. 市场机制发挥作用的前提条件尚未完全具备，导致医疗服务市场的低效率并带来医药费用膨胀

在马萨诸塞州的医疗体系中，市场机制发挥作用遭遇以下障碍。

（1）医保多对多的分散式谈判机制，难以制衡医疗服务垄断者的市场权力。

与美国其他地方一样，在马萨诸塞州，医疗服务价格是一系列分散谈判的结果，每个保险机构与自己定点网络内的医院或医师团体分别协商确定价格，保险机构向各医疗服务提供方支付的价格存在一定差异。按照行业惯例，上述价格信息几乎没有透明性，一家医院并不必然知道其医疗服务价格相比其他医院如何，一家保险机构并不必然知道其对某家医院支付的价格相比其他保险机构如何。

马萨诸塞州的医疗服务市场结构是垄断型或垄断竞争型的，几家大型学院型医疗中心主导了当地市场，另外，有些小型医疗机构在细分市场中也居于支配地位。它们的市场影响力源于在消费者心目中其品牌或医疗技术等难以被替代。一旦它们在某保险机构定点医疗网络中缺席，定点网络就将对消费者失去吸引力，该保险机构的客户就会转投其竞争对手。

在多对多的分散式谈判机制下，具有市场影响力的医疗机构能够为自己的医疗服务争取更高的价格，即使医疗服务质量与其他医疗机构相同。这是同质不同价的原因所在。马萨诸塞州审计局（Massachusetts AGO，2010）发现，蓝十字蓝盾（BCBS）健康保险计划对几家主要的学院型医疗中心支付金额的价格指数，与这些医疗机构的市场影响力指数存在正相关关系。在图 5-12 中，市场影响力指数分别用两个指标表示，一是医疗机构从健康保险计划获得的总收入（y 轴），二是医疗机构从健康保险计划获得的患者人数（以小圆点直径标出）。

（2）医药卫生体系缺乏透明、可靠的信息。

在 2010 年马萨诸塞州 288 号法案发布之前，医药卫生体系缺乏透明

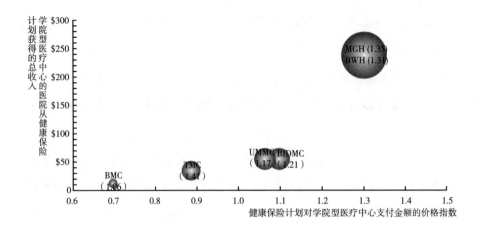

图 5 – 12 医疗机构的市场影响力与其医疗服务价格的关系

注：学院型医疗中心医院患者中参加马萨诸塞州蓝十字蓝盾 HMO/POS 健康保险计划的人数，在图中用小圆形状的大小表示。医院病例的多样化指数标注在小圆的括号内。BIDMC 和 UMMC 两家医院参加蓝十字蓝盾健康保险计划的人数相同，获得的支付价格也相同。因此，这两家医院在图中用一个分开的小圆表示。

资料来源：Massachusetts AGO（2010）。

度，只有保险机构了解自己定点医疗网络内各家医疗机构的价格差异，各保险机构对医疗服务的支付条款和质量条款是非标准化的，难以汇总统计，尚未形成统一的关于医疗质量的评估和报告体系，消费者缺乏关于医疗服务价格、质量和性价比的必要信息，只能基于不可靠或不全面的信息做出购买决策。

在缺乏具有公信度的医疗质量信息时，非正式的、道听途说的声誉模式处于支配地位，消费者对著名医院和普通医院难以做出合理的选择，在消费者心目中似乎著名医院一切种类的医疗服务都具有高性价比，市场难以对著名医院构筑制衡力量。

（3）对医疗服务提供者的激励、约束和协调机制尚不完善。

在现代医疗市场，保险公司为消费者提供多种管理式医疗计划，不同的医疗计划可供消费者选择的医疗网络的范围不同，形成多层次医疗网络。一般来说，对投保人医疗网络范围限制越多的管理式医疗计划，其价格越便宜，原因在于保险公司通过对投保人的医疗网络进行限制，可以形成团购机制，以市场的力量控制过度医疗供给。在压低医疗供给价格的同时，反过来吸引消费者选择定点医疗网络，控制过度医疗需求行为，后者例如小病大看，看病聚集于大医院。总之，管理式医疗是以对消费者的医疗服务选择范围加以限制为代价，获取较低的医疗服务价格（富兰德等，2004）。

消费者的自由选择与管理式医疗的推行存在一定矛盾。在马萨诸塞州，一部分消费者不愿意放弃医疗网络选择权，而选择参加管理较为宽松的优先医疗服务提供者组织（PPO）计划。2008～2012 年，对于市场份额排名前三位的健康保险机构而言，其 PPO 计划参加者的比例一直稳步提高，2012 年达到 30% 左右。

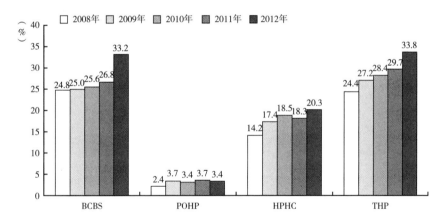

图 5-13 马萨诸塞州健康保险机构 PPO 计划参加者占比

注：BCBS 、POHP、HPHC 、THP 是四家注册于马萨诸塞州的私营保险机构。
资料来源：Massachusetts AGO 2013。

专栏 5.1 马萨诸塞州的管理式医疗计划

健康维护组织（HMO）计划，一般只允许投保人使用网络内的医疗服务提供者，全科医师担当"守门人"，网络内医师的低成本降低了医疗费用支出。

优先医疗服务提供者组织（PPO）计划，病人如果使用定点网络内的医生服务，可以获得较低的自付率以及较低的起付线。允许病人去网络外的医疗机构看病，但是自付率和挂号费要高于网络内的医疗机构。PPO每月的保费也要比HMO贵一倍左右。PPO不为投保人设定"守门人"，但为每位投保人指定一名全科医生。

服务点计划组织（POS）计划结合了HMO和PPO的一些特点，减轻了某些HMO的控制手段，也降低了PPO保费和自付率。指定全科医生担任"守门人"，允许使用该组织外的门诊医疗服务，但是自付的比例要高于网络内的医疗机构。

PPO计划等健康保险计划，难以在医疗服务提供者之间构建协调机制，也无法对医疗服务提供者推行基于全面预算管理的激励机制。

一是全科医生的协调作用难以发挥。PPO健康保险计划投保人没有建立"守门人"机制，虽然为每位投保人指定一名全科医生，但患者就医转诊无须征得全科医生的同意，关于患者就医的重要信息通常也不会会集给指定的全科医生，全科医生缺乏用以协调患者治疗所必需的信息和权力，没有形成以患者为中心、对患者的健康状况和就医情况持续关注和记录、基于全科医生协调作用的跨医疗部门的协调机制。HMO和POS产品与PPO产品不同，投保人要选择一位全科医生作为"守门人"和医疗协调者。"守门人"帮助投保人获得医疗服务，限制不必要的转诊服务，在网络内的医生之间分享患者健康史和治疗史等信息，避免重复检查等资源浪费行为。

二是无法对医疗服务提供者推行全面预算管理。全面预算管理在推行"守门人"制度的HMO和POS计划中易于采纳，可以确定一组医生为患者的医疗总成本负责。PPO健康保险计划投保人没有选定一位全科医生作为"守门人"，也就找不到一组医生为给定患者群体的医疗总成本负责。因此，马萨诸塞州保险机构无法对PPO计划推行全面预算管理，也没有必要与医疗机构分享患者信息。

（四） 2012 年马萨诸塞州医改举措

2008 年后的一系列改革探索围绕成本控制展开，这对维持马萨诸塞州医药卫生体制的可持续性至关重要。

2010 年 288 号法案通过，要求政府有关机构发布关于（各医院）总医药费用、相对价格、医疗质量和住院成本的标准化公开报告。

2012 年的 224 号法案以控制成本为目标，但是并没有采取强制性的价格管制措施，主要内容包括以下三方面。

1. 对具有市场影响力的医院加以温和的约束

224 号法案没有对垄断性医院实施直接价格管制，主要措施有两方面：一是公开曝光，要求行政当局建立一个特别委员会对医疗提供者之间同质医疗服务的价格差异进行评估，对超过政府指导性价格涨幅的医院或医师团体进行公开曝光；二是象征性的罚款。224 号法案对州医药费用的涨幅上限制定了目标值，规定 2013～2017 年州医药费用涨幅不能超过州内生产总值的潜在增长率[①]；2018～2022 年，涨幅在州内生产总值的潜在增长率减去 0.5 个百分点和潜在增长率之间；2023 年以后，涨幅不能超过州内生产总值的涨幅。上述涨幅目标可以由一个监督委员会根据实际情况公开调整。法案要求组成一个专门委员会追踪医药费用涨幅，所有医疗服务提供者（主要是医院）必须遵守收费涨幅的法定目标，否则将被处以 50 万美元的罚款。考虑到收费涨幅较大的通常是具有市场影响力和议价能力的大医院，上述罚款是象征性的。

224 号法案试图对具有市场影响力和议价能力的大医院加以约束，虽然上述举措是否可实施和可实现依然有待观察，但是至少它提醒大医院和有关医生把注意力集中于成本问题，消除不必要和重复的成本，进行医疗

---

① 2013 年州内生产总值增长约 3.6%。

流程再造以提高性价比。

法案要求在接下来的 4 年内拨款 1.35 亿美元，支持社区医院进行必要的基础设施投资，政府提供资金，资助对象是财务困难的医院，帮助其向新的医疗服务提供模式和新的支付方式转型。

更有学者（John Holahan and Linda Blumberg，2009）提出为了增强保险机构对大医院的谈判能力，让保险交易所作为谈判代表与医院分别进行谈判。这里暗含的假定是在交易所上市的 Common Care 计划和 Common Choice 计划，其保险机构的市场谈判能力相对于大医院处于弱势，不能对医药费用上涨加以有效控制，保险交易所可以单独或者和政府保险机构一起与医疗机构就医疗服务费用进行谈判。随着保险交易所可以对大型企业开放，这一举措将更加有效。保险交易所作为保险机构的谈判代表，将对交易所外的保险机构及其健康保险计划产生竞争压力，一旦成本控制处于劣势，就将使雇主和个人转投交易所购买健康保险。

2. 增强医疗市场的透明度

要求医疗提供方（包括医院和医生团体）定期向政府行政当局报告财务绩效、市场份额、成本趋势和医疗质量统计。

责成州审计长监测包括医院合并在内的医疗市场演变趋势，防范医药费用膨胀，以保证医疗可及性和质量。

要求有关当局实施成本和市场影响审核，跟踪医疗行业的变化，确定这些改变对医疗成本、质量和市场竞争的影响。上述审核报告可以送交州审计长做进一步调查。

要求有关当局跟踪各医疗提供者之间的价格差异，并建立一个特别委员会以确定导致上述价格差异的合理与不合理的因素。

针对消费者，提供提高透明度的新工具，包括建立消费者医疗信息网站，公布具有透明性的价格信息和提供在线辅助决策工具，为消费者提供可以进行比较的成本和质量信息，帮助消费者做出医疗服务购买决策。

对于向消费者推荐的医疗服务，要求健康保险机构预先告知消费者自付成本，保护消费者免于自付过高金额。

要求健康保险机构以容易阅读和理解的方式，提供简报以披露消费者在任何一份医疗账单中的自付责任。

3. 鼓励新型医疗组织发展，完善对医疗服务提供者的激励、约束和协调机制

224 号法案鼓励"负责医疗组织"（ACO）和"患者医疗之家"（Patient Centered Medical Home）的设立。在公立健康保险私营化项目上，给予 ACO 优先权，强化对 ACO 的资格认证。ACO 有利于加强对医疗服务的协调，改变传统的碎片化医疗方式①，避免重复检查，强化医疗提供者对患者信息的共享，提高初级医疗服务的可及性。

法案要求到 2014 年，州政府出资的健康保险项目——包括医疗救助计划、雇员退休福利计划（Employee and Retiree Benefits）以及州低收入者医疗资助计划（Common Wealth Care）——有义务让 80% 的被保险人从按服务付费（FFS）的传统计划中退出，必须采用其他医疗服务方式或支付体系作为替代，包括推行全面预算管理的 ACO、管理式医疗计划以及"患者医疗之家"。

为了发展 ACO，马萨诸塞州一个亟待解决的问题是全科医生的短缺。法案扩大了全科医生的资格申请范围，赋予助理医师和执业护士申请全科医生的资格。扩展私人有限服务诊所的职能，使其可作为执业护士提供高性价比医疗服务的便利场所。要求公共卫生部建立新的全科医生永久居住项目，以增加全科医生的输送渠道。

---

① 医生按每次检查或每次治疗收费。

第四节　走医改"第三条道路"的前提条件

从瑞士、荷兰和美国马萨诸塞州等国家或地区的医改实践来看，走医改"第三条道路"需要满足一系列前提条件，健康保险交易所的重要职能是促使这些条件逐渐实现。

（一）建立风险平衡机制

建立风险平衡机制是强制与私营相结合的条件。构建风险平衡机制化解"强制"与"私营"内在矛盾的基本思路是：对投保人征收以社会互助方式计算的社群保费，汇聚为中央基金，由中央基金转化为与风险等价的保费，对各商业保险机构进行转移支付（欧伯恩德，2007）。缺乏风险平衡机制，则"强制"与"私营"无法有机结合。

（二）消费者可获得充分信息

为了减少信息不对称对医疗市场机制正常运行带来的负面影响，各国医改在选择"第三条道路"时，均强调以充分透明的方式为医疗消费者提供（通常是免费的）客观、可靠和相关的信息，包括基本健康保险产品信息和医疗服务信息等，使消费者可以据此做出最优的经济决策。信息的透明度主要依赖于两个方面：一是有效的质量评价体系，这需要政府、医疗协会、保险机构、健康保险交易所和医疗评价机构在医疗服务质量检测及其评价工具上付出很大的努力，必须有机构专门对医疗服务质量进行常规的比照和评价；二是能够担责的医疗信息服务机构，这类机构通常包括政府部门、私营医疗信息服务机构以及社团组织。医疗服务机构和医疗保险机构的价格、服务内容和质量、消费者满意度等信息通过上述机构资助的网站向民众发布。

（三） 市场参与者具有自由选择权

市场竞争的本质是交易者能够自由选择交易对手及其产品和服务。三边医疗市场的自由选择应当包含两层含义，一是参保人自由选择存在价格差异的医疗保险公司，并自付一部分参保金。每个参保人有权定期从一家保险机构转投另一家保险机构，无论其收入水平或健康状况如何。上述在保险机构之间的转换应当以较低的交易成本进行，避免因不同医疗保险机构的产品难以比较给消费者进行选择带来困难。二是允许医疗保险机构和医疗服务提供者之间自由签约。医保之间能够自由签约，才能保证保险机构基于团购力量引导医疗网络分层，借以推动管理式医疗发展。

（四） 市场参与者是价格的接受者而非操纵者

价格垄断会带来市场效率损失，医改的"第三条道路"要求有配套的反垄断机制，使得医疗保险方和医疗服务提供者的垄断行为受到制约，避免垄断者滥用其市场权力。

（五） 激励机制有效

三边医疗市场所有的主体，包括医疗保险机构、医疗服务提供者和医疗消费者都应当有足够的财务激励采取有效率的行动。

（六） 资源自由流动

要素提供者进入或退出医疗行业是完全自由和毫无困难的。无论是公立机构、社团组织还是商业机构都可以自由进入医疗市场，也可以自由退出医疗市场。

健康保险交易所的重要职能是促使上述条件逐渐实现，这也是设计健康保险交易所机制时需要着重考虑的因素。

第六章
上海健康保险交易所方案设想

第一节　我国医药卫生体制改革：成就与问题

2009 年新医改方案发布实施之后，我国仅用了三年时间就实现了基本医疗保障的全覆盖，取得了举世瞩目的成绩。[①] 在"摸着石头过河"的过程中，我国医药卫生体制面对的深层次问题逐步暴露。当前，我国医药卫生体制改革进入了深水区，需要反思改革的经验与不足，探索下一步医改的路径与方向。

（一）我国三年医改的成就

我国三年医改的成就主要包括三方面。

1. "全民医保"接近实现

国务院发布的《医药卫生体制改革近期重点实施方案（2009~2011年)》提出了我国扩大基本医疗保障覆盖面的具体目标："三年内，城镇职工基本医疗保险、城镇居民基本医疗保险和新型农村合作医疗覆盖城乡

[①] 世界卫生组织认为，中国卫生体系朝着正确的方向前进。世界著名医学杂志《柳叶刀》评价，中国医改的目标和总体战略是值得效仿的，中国在为全民提供平价且公平的基本医疗服务方面已经取得了巨大成就。

全体居民，参保率均提高到90%以上。"到2011年底，国民基本医疗保障水平明显提高，基本医疗保险参保人数超过13亿人，比改革前增加了1.72亿人，覆盖率达到95%以上。[1]

2. 卫生总费用发生结构性变化，"看病贵"问题有所缓解

我国卫生总费用中个人卫生支出比重，从2001年的59.97%，下降到2010年的35.5%（见图6-1）。新农合参合农民自付医药费用比例从2008年的73.4%下降到2011年的49.5%，看病就医的经济负担有了一定程度的减轻（陈竺，2012）。

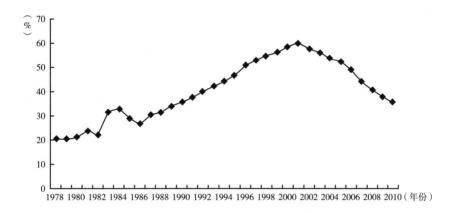

图 6-1　我国卫生总费用中个人卫生支出比重

资料来源：《中国统计年鉴》（2011）；陈竺（2012）。

3. 非公立医疗机构发展政策破题，医疗服务体系竞争机制有所完善

国务院2010年11月发布《关于进一步鼓励和引导社会资本举办医疗机构的意见》，明确要求"消除阻碍非公立医疗机构发展的政策障碍，确保非公立医疗机构在准入、执业等方面与公立医疗机构享受同等待遇"。

---

[1] 《深化医药卫生体制改革三年总结报告》，新华网，2012年6月25日。

国务院发布的《"十二五"期间深化医药卫生体制改革规划暨实施方案》要求，放宽社会资本举办医疗机构的准入条件，鼓励有实力的企业、慈善机构、基金会、商业保险机构等社会力量以及境外投资者开办医疗机构，鼓励具有资质的人员（包括港、澳、台地区）依法开办私人诊所。进一步改善执业环境，落实价格、税收、医保定点、土地、重点学科建设、职称评定等方面的政策，对各类社会资本开办非营利性医疗机构给予优先支持，鼓励非公立医疗机构向高水平、规模化的大型医疗集团发展。积极发展医疗服务业，扩大和丰富全社会医疗资源。2015 年，非公立医疗机构床位数和服务量达到总量的 20% 左右。

云南、北京和上海等省市先后出台实施细则。2010 年昆明市启动了市第一人民医院、口腔医院、儿童医院 3 家医院的股份制改革工作。2012年 8 月北京市制定了 18 条扶持政策，强调本市新建医院优先由社会资本开办。2013 年 2 月上海市发布《关于进一步促进本市社会医疗机构发展的实施意见》，鼓励和引导社会资本开办医疗机构。

（二）我国当前医改面临的问题

以基本医疗保险全覆盖为起点，下一轮医改仍然面临严峻的挑战和艰巨的任务。

1. 对政府在医药卫生体系中角色定位的理解有所偏差，政府职责过重

我国 2009 年的新医改方案，提出的是将基本医疗卫生制度作为一种公共产品来提供，但在实际执行层面，政府却是要把基本医疗卫生服务作为公共产品来向民众提供（余晖，2011）。从发达国家的经验和我国历史看，除公共卫生之外的医疗服务并不具备公共产品特征。[①] 但基于上述理

---

① 正如汪德化、白重恩（2008）和朱恒鹏（2009）指出的。

解偏差，政府在新医改中保持了对医疗服务的价格管制，强化了对基本药物的价格控制，在基层医疗机构建立公益性的管理体制，并主导了医保付费方式改革。

现有的价格管制措施导致医疗医药价格体系扭曲[①]，在公立医院在医疗服务和药品零售市场上的垄断地位未消除时，价格管制还导致医生诊疗行为扭曲，无助于减轻患者的医药费用负担，而且带来严重的弊端，比如大量的社会资源浪费、过度用药、滥用药、商业贿赂泛滥、医疗医药行业大面积违规违法，医药行业出现"多、小、散、乱"格局（朱恒鹏，2011a）。另外，管制还可能诱发行政部门的设租寻租行为。

政府在三年医改中重点强化了对基本药物的价格管制，出乎意料的结果是导致一部分基层医疗机构吃"大锅饭"。基本药物价格管制的核心举措是，政府制定基本药物目录，统一招标；基层医疗机构以进价销售基本药物，即零差价销售。为补偿基层医疗机构的卖药损失，政府在基层医疗卫生机构推行综合配套改革，对其进行财政补偿，建立的是公立卫生院（以及公立社区卫生服务中心）占主导地位的基层医疗组织结构。其中村医又被纳入乡村一体化管理。卫生院和社区中心采取的是"定岗定编"的人事制度和"收支两条线＋绩效工资制度"的收入分配制度。这种体制，形成的是"行政等级制＋弱激励机制"。最终导致的结果是，基层医疗机构吸引不到、留不住好医生，同时在位的医生人浮于事，严重缺乏工作积极性（朱恒鹏，2011b），造成基层医疗机构医疗人员诊疗病人互相推诿的现象。

专栏 6.1　我国基本药物的采购机制

政府举办的基层医疗卫生机构使用的基本药物在政府组织和调控下，

[①]　周其仁（2008）、朱恒鹏（2010）指出，我国医疗行业始终处于政府的高度控制之下，为了稳定物价总水平，医务人员劳务价格明显偏低，传统设备检查治疗收费偏低，普药价格偏低，但是不计入物价指数的新设备检查收费和新药价格明显偏高。

通过市场竞争进行采购。省级卫生行政部门是本省（区、市）基本药物集中采购的主管部门，负责搭建省级集中采购平台，确定具备独立法人及采购资格的采购机构开展基本药物采购工作，并对基本药物集中采购过程中的采购机构和基层医疗卫生机构进行管理和监督，协调解决采购中出现的问题。各省（区、市）应充分利用现有药品集中采购平台和药品集中采购机构开展基本药物采购工作。市（地）及以下不设采购平台，不指定采购机构。

《建立和规范政府办基层医疗卫生机构基本药物采购机制指导意见的通知》国办发〔2010〕56 号

2. 基本医保机构官营，缺乏推行管理式医疗的动力和能力

在政府物价部门实施价格管制失灵的情况下，为了应付医药费用膨胀，政府社保部门应推行管理式医疗，一是应当对医生的诊疗行为进行事前、事中和事后审核，强化医保对医务人员医疗服务行为的监管。但实施有效监管的前提是政府部门能够以高薪吸引大量专业人才，且能够进行耗时费力的"精细化管理"，上述条件政府社保部门很难具备。承担上述职能，会出现政府经办机构大包大揽而导致与医疗保障相关的政府机构越来越多、人浮于事、办事效率十分低下的情形。二是应改变医保支付方式，推行总额预付和按病种分组预付（DRGs），但是，某些推行总额预付的试点城市出现了降低诊疗服务质量、推诿病人的现象（李芃，2012）。

顺利推行总额预付和按病种分组预付的前提有三个：一是医院（医生）愿意承担风险；二是不能将风险转移给患者，出现服务提供不足、推诿重症患者等行为；三是政府医保经办机构能够给各个医疗机构确定合理的、符合实际的资金定额，后者能够承担医保总额预付带来的风险。在我国医保支付方式改革试点中，上述三个条件难以满足。其一，尚未形成充分竞争的医疗服务市场，大型医院无须争夺病人，自然不愿意承担医保

支付方式改变带来的风险；其二，没有引入参保人满意度调查、同行评议等评价方式，尚未形成医院声誉评价机制，医院能够转移风险给病人；其三，医保双方并非对等谈判，政府医保经办机构没有必要充分考虑影响预付金额的各种因素[①]，往往借助政府行政权力，医保中心给医院定指标，医院给科室定指标，医生收治职工医保病人，一旦超额就由医生垫付。

另外，传统的政府定价机制横亘在医院和医保部门面前，这一机制使得参与谈判的双方都无法改变医疗服务的价格，更形成不了竞价机制。

当管理式医疗难以推行时，政府社保部门的权宜之计要么是提高投保人的缴费额度，要么是提高投保人的保障待遇。

3. 公立医院改革依赖政府对医生行为实施量化管理

公立医院改革是"十二五"期间乃至未来相当长时期深化医改的重点。政府力图破除公立医院"以药补医"的机制，建立新的运行机制。以上海市为例，公立医院改革以"转机制"为方向，改变按收支结余提取医院可分配总额和按业务收入提成的内部分配方式，在国家和本市绩效工资改革的整体框架下，建立以工作量核定和人员成本核算为基础的工资总额核定办法以及基于绩效考核的医务人员收入分配机制。[②] 由于医疗机构存在门诊、急诊、抢救、住院、手术、公共卫生等各种类型的服务，将引入"标化工作量"以便于统计。将岗位工作量、服务质量、费用控制、患者满意度等作为医务人员收入分配的依据。[③] 上述改革思路，类似于我国 20 世纪 50～70 年代"人民公社化"运动中，对社员推行的"工分"评价制度。力图建立信息化监管平台，运用制度和科技手段，对公立医院

---

① 比如参保人员就医分布以及费用支出水平，定点医疗机构服务内容、服务能力以及所承担医疗保险服务量，以及经济社会发展、医疗服务提供能力、适宜技术服务利用、消费价格指数和医药价格变动等因素。

② 参见《上海市"十二五"期间（2013～2015 年）深化医药卫生体制改革实施方案》。

③ 参见中国新闻网对 2013 年 7 月 9 日上海市政府新闻发布会的报道。

和医务人员的医疗行为实行实时、全程、智能化监管，将监管结果应用到公立医院综合评价、院长和科主任绩效考核。但问题是，医生的诊疗判断依赖于转瞬即逝的"现场知识"，其诊疗方案是否合理不能用大一统的"工分"评价制度加以考核。另外，医生的诊疗技术需要不断创新，创新型诊疗方案又如何能够用大一统的"工分"评价制度加以考核？政府有关部门有多大的动力和专业能力对公立医院及其执业医生的行为实施量化管理？

4. 基本医保管理体制有待理顺

我国基本医疗保险分为三大块，管理体制形成分割局面，其中，人力资源和社会保障部门负责我国城镇职工基本医疗保险和城镇居民基本医疗保险，卫生部门负责新型农村合作医疗保险。几大基本医保制度的分治格局，是医改的历史原因造成的。随着基本医保不断扩大覆盖面，管理分割带来的弊端开始显现，经办机构重复建设且互不兼容，管理成本居高不下，信息沟通困难，重复参保等。据统计，城镇居民和新农合的重复参保人口约占总人口的 10%，这无疑会造成财政资金的浪费。[①]

第二节　设立上海健康保险交易所的意义

（一）以设立健康保险交易所为抓手推动中国医改迈上新台阶

自 20 世纪 90 年代以来，中国医改在政府主导与市场主导两种思路之间几经反复，目前又退回到以基本药品价格管制、政府在公立医院改革中

---

① 如果按重复参保 10% 的比例且城乡参保居民人均财政补贴 240 元计算，全国各级财政重复补贴超过 200 亿元。参见中国医疗保险研究会的调查（《北京商报》2010 年 6 月 8 日）。

对医生实施量化管理和基层医院公益化为特征的政府主导老路。我国医改已进入深水区，亟待新模式探索和理论突破。

设立健康保险交易所，对中国医改具有重要意义，包括以下三个方面。

1. 为中国医改探索新路，建立把医改双目标有机结合的微观机制

医药卫生体制改革的双目标，分别体现了公平观和效率观。美国、德国、英国等大国近百年的医改实践表明，虽然在特定阶段各国对医改的两个目标有所侧重——有时看重医疗保障全覆盖，有时强调控制医药费用膨胀，但近百年来各种力量、各种思潮博弈的结果是选择了中间道路，处理好政府、市场和公民社会的关系，通过健康保险交易所等微观机制创新，实现医药卫生体制改革双目标的兼容。上述大国的医改实践证明，公平和效率是可以在医药卫生体制改革中获得统一的。我国下一步的医改，应避免陷入"左右"之争，避免在政府失灵和市场失灵等表层问题打转。为了兼顾医改的双目标，无论是政府机制还是市场机制都不能单打独斗，健康保险交易所正是把政府和市场有机结合的新机制。

2. 在基本医疗保障领域引入竞争机制，打造现代医疗市场

以设立健康保险交易所为平台，实现基本医保"强制"和"市场化"运营的有机结合，允许保险公司运营基本医疗保障，开发包括管理式医疗计划在内的多层次、标准化的基本医保产品，这可以产生三方面的效果。其一，可以推动医疗保险和医疗服务深度融合，发挥医疗保障对医疗保健服务的过程管理作用，制止开大处方、重复检查、滥用药品等行为。其二，可以形成医保经办机构与医疗机构、药品供应商的谈判机制和购买服务的付费机制，完善医疗市场的价格形成机制。通过建立谈判机制，实现由医保经办机构与医疗机构通过谈判方式确定服务范围、支付方式、支付标准和服务质量要求，逐步取消政府对医疗服务和基本药物的价格管制。

其三，可以形成多层次的医疗服务市场，通过私营健康保险机构的组织创新和医保支付方式创新，引导基层医疗机构发挥初级医疗保健作用，推进家庭医生制度建设，完善家庭医生的激励约束机制，逐步建立家庭医生与参保人的服务关系，实现家庭医生网络和专科医生网络的分工和有机配合。

3. 完善基本医保管理体制，逐步形成城乡统筹的基本医保管理体制

基本医保管理体制的分割局面有待整合，但是整合职工医保、城镇居民医保和新农合制度的管理职能和经办资源，不能简单地靠部门合并，而应当用健康保险交易所这个新机制进行衔接，逐渐将各类基本医保基金整合为在健康保险交易所上市的不同产品，减少制度转型带来的震荡和阻力。

（二）以设立健康保险交易所为抓手推动中国保险业转型

中国保险业亟待转型，尤其是人身保险业转型迫在眉睫。2001 年以来，中国人身险业保费规模一直占保险业总保费的 70% 左右，2001 ~ 2010 年，中国人身险业维持了 10 年的高速增长（见图 6 - 2）。从 2011 年起，中国人身险业保费增速放缓，退保率升高，传统的经营模式难以持续，理财型产品占主导的业务格局必须转型。作为与银行业、证券业并列的金融行业，保险业的核心功能是提供保障，而理财只是保障功能的派生。① 只有保障性产品得到充分发展，保险业才能持续稳健发展。保障型

---

① 2011 年保险行业的投资收益率仅为 3.5%，同期银行理财产品收益率则大多超过 4%，而信托产品的平均收益率甚至达到 9% 以上。现有理财型产品过于注重资金融通，偏离了保障的目标，陷入与银行、证券理财产品简单比拼收益率的尴尬境地，保险的专业优势得不到发挥，结果自然是费力不讨好。如果保险公司能够以保障功能为核心，发挥自己风险管理的专业优势，将为整个行业注入新的发展活力。

产品难以发展，既有行业自身原因，也有很多政策因素的束缚，需要完善政策加以疏导。

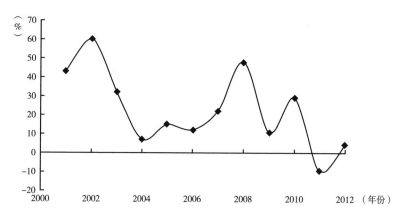

图 6 - 2　2001～2012 年我国人身险保费每年保费增速

资料来源：中国保监会网站。

中国保险业的转型需要突破口，在上海市设立健康保险交易所，将打破政策障碍，创造"制度红利"，为保险业迅速积累客户群，完善对医疗服务机构的博弈机制，推动保险业更深地融入医药卫生体系，做强保障主业。

（三）控制医药费用膨胀，缓解上海的财政压力

未来 10 年甚至 30 年，刺激医药费用膨胀的多个因素将在上海市叠加，这些因素包括：人口老龄化、基本医疗保障覆盖面扩大、国民收入增加、医疗技术进步、医疗服务体系低效率。

上海市未来 10 年基本医疗保险基金将呈现入不敷出的局面，在更长时期内面临更大的赤字压力（计算过程详见附录二）。在 2011～2020 年每年参保人数增加 1%①以及参保人员的结构保持不变的条件下，使用麦

---

①　是参保人数增加而非参保率增加 1%。按照假设，2020 年的参保人数将比 2011 年增加 10.46%，考虑到 2011 年基数较低，参保规模增大的假设应当是合理的。

肯锡预测法，城镇职工基本医疗保险基金（统筹基金）将在 2016 年出现赤字①，在 2020 年赤字将扩大为 34 亿～75 亿元。2016 年城镇居民基本医疗保险基金的赤字水平在 30 亿元左右，在 2020 年赤字将扩大为 43 亿～48 亿元。再分别用英国的数据及除去美国外的 OECD 国家的数据建立的时序模型进行预测，结果大体一致。城镇职工基本医疗保险基金（统筹基金）将在 2019 年出现约 3 亿元赤字，2020 年赤字将扩大为约 8 亿元；2016 年城镇居民基本医疗保险基金的赤字水平在 30 亿元左右，2020 年赤字将扩大为约 41 亿元。2020 年，以上两项基金赤字合计约为 50 亿元。

从国际经验看，设立健康保险交易所，实现基本医疗保险的市场化运营，能够发挥私营健康保险对医疗服务的精细化管理作用②，强化对医疗供给方的制约以及对医疗消费者的引导，提升医疗市场效率，控制医药费用膨胀，缓解上海的财政压力。

（四）推进上海市"四个中心"建设

发展现代服务业和建设国际金融中心是上海市"四个中心"建设的重要组成部分。

设立上海健康保险交易所，有助于打造现代医疗服务体系，推进上海加快发展成为东亚乃至亚洲医疗服务业的中心。现代医疗服务体系是"以患者为中心"而非"以医院为中心"的。③ 以健康保险交易所为平台，打造基本医疗保险市场竞争机制，可以形成患者制约保险机构、保险机构制约医疗服务机构的机制。

设立健康保险交易所，有助于推动上海市成为东亚乃至亚洲健康保险

---

① 不考虑政府补贴，当年收支差额为负。
② 私营健康保险对医疗服务的管理内容包括：事前通过医疗服务合同构建对医疗服务供给方的激励约束条件，事前通过保险合同构建对医疗服务消费者的激励约束条件，以及对医疗服务供需行为实施全过程监控等。
③ 世界卫生组织 2008 年年报。

业的中心，对完善上海国际金融中心的地位具有重要意义。健康保险交易所在美国和欧洲德语系国家有，在亚洲却无，设立上海健康保险交易所将在亚洲弥补这项空白。

第三节　上海健康保险交易所的设立方案

（一）方案设计原则

按照"先易后难、局部试点、渐进改革、统筹兼顾"的原则，实现用人单位和个人参保的平滑过渡。

1. 先易后难

上海健康保险交易所首先把城镇职工基本医疗保险中的在职职工纳入，暂不触动退休职工。原因有两个方面：第一，医药费用是退休职工最大的消费支出部分，退休职工对医药卫生体制改革比较敏感，对基本医保的市场化运作也比较敏感；第二，退休职工对健康保险交易所等新事物的接受比较慢，并且退休职工无须缴纳医疗保险费，难以纳入健康保险交易所的交易机制，退休职工基本医疗保险市场化运作问题需要另行研究。

2. 局部试点

建立健康保险交易所是一项制度创新，上海市要充分考虑实际情况，可以选择城镇职工基本医疗保险进行试点，及时发现和解决新情况、新问题。在先行试点的基础上，趋利避害，不断优化、完善方案，在取得试点成功经验后，逐步扩大实施范围，把好事办好。

3. 渐进改革

上海市要充分考虑基本医疗保障的稳定性和可持续性，循序渐进地推进制度改革，不断完善体制机制。第一步是建立运行机制，包括在职职工基本医保产品化机制（交易资格认定、标准化保单、多层次健康保险计划）、交易机制、医保谈判机制（目录谈判和多层次医疗网络构建）、信息透明化机制，探索推行管理式医疗。第二步，政府放开对医疗服务和药品的价格管制，基于交易所的医保谈判机制确定医疗服务和药品的价格，建立保险公司签约家庭医生制度，全面推行管理式医疗，为患者提供高性价比的医疗服务和药品。第三步，构建退休职工医保基金进入健康保险交易所运作的机制，实现健康保险交易所对上海市职工医保的全覆盖。初步设想是按照交易所市场的已有份额，对退休职工医保基金进行切割，并委托相应保险公司经办，具体方案需要深入研究。第四步，构建城镇居民基本医疗保险和新型农村合作医疗进入健康保险交易所运作的机制，最终实现健康保险交易所对三大基本医保基金的全覆盖。

4. 统筹兼顾

设立健康保险交易所涉及多个部门、多项制度的衔接，上海市应当在市医改领导小组的领导下，创新工作机制和推进方式。设立综合性的基本医保市场化改革暨健康保险交易所设立调研团队，明确改革的总方向、大思路。贯彻市场化导向，跳出现有的社保部门、卫生部门和商业保险监管部门分割的行政框架约束。审慎设计和充分论证改革方案，把握时机，按照可行的优先顺序稳妥推进各项改革。待改革方案取得共识后，由市人力资源社会保障局（"市医保办"）和市医改领导小组办公室（"市医改办"）牵头，建立跨部门的健康保险交易所筹备组。筹备组成员包括市医改领导小组办公室、市卫生局、市人力资源社会保障局、市财政局、市物价局、市食药监局、金融办、保监局等，建立健康保险交易所筹备工作协调推进机制，形成合力。市医改领导小组办公室要发挥统筹协调和服务作用。

（二）上海健康保险交易所的制度框架

上海健康保险交易所的制度框架包括 6 个重点领域，分别是交易所的定位、设置方式与组织结构、保障范围与交易主体、交易标的、医保谈判机制、风险平衡机制。

1. 健康保险交易所的定位

上海应当设立综合性健康保险交易所，成为基本医保市场化运作的交易平台、风险平衡清算平台以及医保双方谈判平台。

一是打造基本医保市场化运作的交易平台，实现基本医保的市场化运作，在基本医保领域引入竞争机制；二是打造风险平衡清算平台，实现强制保险与基本医保市场化运作的有机结合；三是打造医保双方谈判平台，由健康保险交易所作为医疗保险机构的代表，与强势的医疗服务机构进行谈判，为推行管理式医疗创造条件，为构建多层次现代医疗市场创造条件。

与我国医改的路径不同，推行单一功能健康保险交易所的国家，如美国和欧洲德语系国家①，首先建立了市场化运作或社会化运作机制，风险平衡清算平台或医保双方谈判平台也已先行构建，进入 21 世纪后，当创建强制全覆盖与市场化运作相结合的制度时，就可以选择建立简易健康保险交易所，也可以选择建立综合性健康保险交易所。而我国医改是业已实现强制全覆盖，但基本医保市场化运作的三种主要机制尚未建立，因此设立单一交易功能的健康保险交易所难以满足医改目标的要求。

2. 健康保险交易所的设置与组织结构

目前，上海市医疗保险事务管理中心是上海市基本医疗保险经办机

---

① 包括德国、瑞士和荷兰。

构，负责医疗费用的结算与拨付，以及基本医疗保险个人账户的管理工作。

拟将上海市医疗保险事务管理中心整建制转为健康保险交易所，承担基本医保市场化运作的组织管理职能，并代为管理其他基本医保项目。

上海健康保险交易所是一个负责执行政府基本医保市场化运作任务的独立机构，可称为独立、非政府部门公共机构。国外同类性质的机构有荷兰健康保险交易所，以及美国 9 个州和哥伦比亚特区的健康保险交易所。理事会是上海健康保险交易所的最高权力机构，理事长可以由市人力资源社会保障局提名，理事包括社保部门、卫生部门、财政部门和商业保险监管部门的代表，以及社会公众代表。理事会的治理结构有待未来深入研究。

3. 保障范围与交易主体

上海市覆盖城乡全体居民的基本医疗保障制度框架业已形成，包括城镇职工基本医疗保险、城镇居民基本医疗保险和新型农村合作医疗。

在试点期内，上海市健康保险交易所首先向参加城镇职工基本医疗保险的在职职工开放，每年有一个月开放期，由在职职工通过交易所选择保险公司。参照目前的做法按月缴费，缴费对象为健康保险交易所。

待试点取得成熟经验后，将城镇居民和新农合项目全部并入健康保险交易所进行综合管理。

保险公司通过健康保险交易所承办基本医保业务应当具备一定的资格条件，应当对其注册资本、偿付能力、连续经营健康保险专项业务的期限、对基本医保业务的专项管理和单独核算等提出基本要求。

在运作初期，仍然应当由交易所承担发起人基金（Sponsored Funds）的职能，特别是医保基金收费环节，不应当直接划转给商业保险机构承担，因为那样会导致社会普遍怀疑此项改革是否会偏离基本医保的非营利倾向。参与交易所业务的商业保险机构主要在后台，由健康保险交易所出面直接服务客户。过于强调商业保险机构的核心地位，不太适用于上海。城镇职工基本医疗保险基金的产品化机制如图6－3所示。

4. 健康保险交易所的交易标的

实现城镇职工基本医疗保险基金的产品化，具体做法是从城镇职工基本医疗保险基金中划出一定比例或额度作为健康保险交易所的发起人基金，并根据投保人的选择，划拨给符合经营资质的商业保险公司，健康保险交易所应当向投保人出具统一的医保卡，商业保险公司至少应当向投保人出具电子保单。

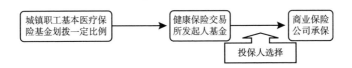

图6－3　城镇职工基本医疗保险基金的产品化机制

城镇职工基本医疗保险基金产品化的前提是合理分割职工医保基金，城镇职工基本医疗保险基金来源于在职职工缴费，退休职工无须缴费。考虑到在职职工同时承担自身以及退休职工的医保基金，应慎重做好退休和在职两类职工医保基金的分割工作，建议原则上按照职工医保基金中退休和在职人员上一年的支付比例进行分割，略向退休人员倾斜。在职职工的医保基金根据职工的投保选择，划拨给相应的保险公司。

未来，上海健康保险交易所可以把城镇职工、城镇居民和新农合三个项目全部纳入进行综合管理。从交易所进行标准化保单的设计和管理的条件看，完全可以通过设定不同档次的标准化保单，将三大项目均划进来。这一判断还基于以下考虑：虽然三大项目在筹资机制上差异较大，但是由于交易所独特的资金划转机制，初始筹资与资金划转完全可以实现分离。

对于基本医疗保险诊疗项目、医疗服务设施和用药范围以及支付标准的规定，由健康保险交易所作为保险公司的代表，同各医疗机构和药厂谈判确定。职工可以到本市范围内的定点医疗机构就医，定点医疗机构网络可以由交易所代表保险公司与医疗机构谈判决定，也可以由保险公司与医疗机构单独谈判确定。鼓励保险公司建立定点家庭医生网络，建立"守门人"制度，为打造多层次医疗市场创造条件。

交易所产品一律标准化，试点的前两年只设一款产品，以方便与现有基本医疗保险体系平移对接。待经验成熟后，可以设多档保险产品，根据起付线、封顶线、共付比例和定点医疗网络的不同定不同的价格。探索基于"守门人"制度和封闭医疗网络的 HMO 产品。

5. 医保谈判机制

上海健康保险交易所下设医疗保险谈判委员会，代表保险公司与医疗机构谈判，成为医保谈判的平台，这主要是吸取了美国马萨诸塞州的教训。

协议可由单个或多个医疗服务机构或其协会组织和健康保险交易所签订，签订之前需要在市政府层面组织参保人代表进行听证。如果医疗服务机构与健康保险交易所无法达成协议，应在市政府登记备案，并向参保人说明。在此情况下，市政府负责另行安排，可由市政府组织参保人听证后确定协议条款内容。

6. 风险平衡机制

健康保险交易所作为一项制度创新，在上海属于新鲜事物，必须考虑给予一个政策的观察期，对一些过渡的制度安排进行考虑。过渡期的制度设计可以借鉴美国医改的经验，建立一个过渡期再保险计划，对于商业医疗保险机构在风险平衡机制不够完善的前提下出现太大的亏损或者盈利，也可以考虑建立一个结余返还的机制，确定商业保险机构只能保留一个合理的利润空间，如果出现超额利润就需要返还给发起人基金，或者明确商业保险机构的止损点，避免出现巨亏而退出市场。这些制度安排虽然在一定程度上削弱了竞争性基金制度构建的初衷——迫使商业机构加强医疗供给方的管理，提高医疗保险的服务效率，但是可以保证过渡期内，在各项配套制度不完善的情况下，交易所能够平稳地过渡，从而为改革赢得宝贵的时间。

如果采取过渡期再保险计划，在开发风险调整模型时要考虑再保险的支付问题。低风险个体发生的无法预期的高额医疗费用（如由意外事故导致的）可以通过再保险计划得到补偿，因此理论上就不应该考虑进风险调整模型中来。但是，交易所上市保险机构是因为高于平均风险参保人的存在而得到风险平衡机制补偿的，因此如果其参保人发生因意外事故导致的高额医疗费，交易所上市保险机构也会得到补偿。在奥巴马医改中，联邦风险调整指导模型中考虑再保险支付的意义在于，避免再保险和风险调整两套机制对同一高风险个体进行重复补偿。一个可能的方法就是将那些已经得到再保险机制补偿的赔付申请从风险调整模型中剔除。历史研究表明，截尾的医疗费用数据能够提高风险调整模型的预测能力。剔除再保险能够补偿的医疗费用将改变风险调整的基础数据。例如，如果因癌症导致的医疗费用得到再保险机制的部分补偿，考虑再保险先行赔付的风险平衡机制中，糖尿病对于癌症的相对权重将因此提高。在实践中，医疗费用的剔除要考虑再保险的条款如何制定，包括起付线、封顶线和补偿比例的设定等。

同时，交易所风险调整模型应该是分阶段进入诊断相关的风险调整模型，例如开始时25%采取诊断相关的形式，75%采取人口统计学风险调整模型，经过一个阶段后逐步推进至完全的诊断相关模型。逐步推进的形式，能够使保险基金逐步调整索赔数据以适应风险调整模型的需要，并逐步熟悉模型运作，从而将风险调整收支在一定时间内考虑进价格中。逐步推进的形式可以在参保人承保情况不稳定的时间段内，使诊断数据对风险调整收支的影响最小化。人口统计学模型解释医疗费用的方差较诊断相关模型要小，低于平均风险的保险基金在引入诊断模型后将支付较少的资金，高于平均风险的保险资金将接受较少的支付。逐步推进将使保险基金在定价决策时对风险调整的收支更加确定，但其缺点在于逐步推进到诊断基础的风险调整模型会在初期使保险基金希望接收更不健康的个体以提高保费，从而增加基金收入。如果逐步引进诊断相关模型，这些基金将会得到更少的支付。但是如果诊断相关模型不是逐步引入的，风险调整收支的不确定性将使所有的保险基金增加安全边际，从而提高整个市场的保费水平。

风险评估和风险平衡机制的目标是排除选择行为，从理论上看，只要发起人基金掌握着比商业保险机构更精确的风险评估和风险调整方法，选择行为就不会有可预期的超额利润。因此，在交易所平台上线早期，不用过于关注模型的预测精度问题，而应该将重点放在监管商业保险机构的选择行为上，例如是否存在异化选择行为（诱导参保人就医行为、非法广告行为等）等。

另外，风险补贴完全可以抛开对低收入人群的补贴问题，也就是说，收入补贴可以作为交易所的外生变量，通过初始筹资环节的差异化设计来体现，而资金的划转完全可以抛开财政的转移支付倾向。

附 录 一

医药费用持续增长的原因

医药费用持续增长的原因主要包括国民收入的增加、医疗技术的进步、人口老龄化、国民医疗保障程度的提高、医疗保健体系的低效率引起的浪费等因素（Newhouse，1992），还包括不健康生活人群的比例提高以及"鲍莫尔效应"等。

一　人均 GDP 的增长

人均 GDP 的增长是刺激医疗保健需求的主要推动力，对 OECD 国家的分析表明，人均 GDP 和人均医药费用有着较强的正相关关系（见图 1）。对

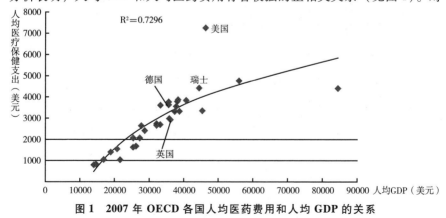

图 1　2007 年 OECD 各国人均医药费用和人均 GDP 的关系

注：OECD 各国人均医药费用按购买力平价（PPPs）进行调整，数据源于 OECD Health Data 2010。OECD 各国人均 GDP 按当期价格和当期购买力平价进行调整，数据源于 OECD Database。因缺乏统计数据，OECD 国家里不包括葡萄牙。

23个OECD国家1960~2007年的数据分析表明，人均医药费用增长中的29%~43%可以归因于人均GDP的增长。Newhouse（1992）等较早的研究表明，一国人均医药费用增长的5%~20%可以归因于人均GDP的增长。

二 医疗技术的进步

技术进步为制造业、农业和金融业等降低了成本，但是，总体上说，医疗技术的不断进步是导致医药费用持续增长的重要因素。因为随着现代医疗技术从缓解性应用转变为治愈性应用再转向机能增强应用，技术进步扩展了患者的消费可能性，增加了患者的医疗消费需求（Drouin et al.，2008）。一些医疗技术如器官移植，使原先无法治疗的疾病变得可治了，导致患者愿意增加医疗支出；一些医疗技术替代了原先的医疗技术，费用要比原先的医疗技术费用高很多，例如放射科使用的低渗造影剂，其费用是原先使用的高渗造影剂的10~20倍，但是不良反应率低，使用起来更加安全和舒适；一些技术引起的疼痛更少，为抵制原医疗技术的人提供了新的选择，虽然更昂贵（约斯特，2011）。Smith，Newhouse and Freeland（2009）的分析表明，一国人均医药费用增长的27%~48%可以归因于医疗技术的进步。Newhouse（1992）、Cutler（1995）和Smith，Heffler and Freeland（2000）等较早的研究表明，一国人均医药费用增长的38%~65%可以归因于医疗技术的进步。

三 人口老龄化

与中青年相比，老龄人有更多的健康问题，从而有更多的医药费用。

以 2009 年美国人均医药费用分布为例，65 岁及以上老人的医药费用分别是 5～17 岁人群的 5.7 倍、18～24 岁人群的 5.3 倍、25～44 岁人群的 3.6 倍、45～64 岁人群的 1.8 倍。随着发达国家和一部分发展中国家逐渐进入老龄化社会，这些国家人口中对医疗有高消费的老龄人口的绝对数不断增加，比例也不断提高对医药费用的增长有持续的影响（见表 1）。Smith，Newhouse and Freeland（2009）的分析表明，人均医药费用增长的 7.2% 可以归因于人口老龄化。

表 1   2009 年美国人均医药费用分布

单位：美元

年龄	人均医药费用	年龄	人均医药费用
<5 岁	2468	25～44 岁	2739
5～17 岁	1695	45～64 岁	5511
18～24 岁	1834	65 岁及以上	9744

资料来源：Kaiser Family Foundation（2012b）。

四   国民医疗保障程度的提高

无论是政府主办的健康保险，还是私营健康保险，都降低了参保人的医药费用支付比例，刺激了医疗保健需求。相反，如果消费者自付的医药费用支付比例提高，对医疗保健的需求就会下降。2004 年，德国要求看病缴纳挂号费 10 欧元。该国普通诊所就诊率下降了 7%，眼科就诊率下降了 11%，皮肤科就诊率下降了 17%（Drouin et al.，2008）。Smith，Newhouse and Freeland（2009）的分析表明，人均医药费用增长的 10.8% 可以归因于国民医疗保障程度的提高。这里，国民医疗保障程度可以用个人自付的医药费用支出（Out-of-Pocket Spending）占医疗总支出的比例表示。Newhouse（1992）等较早的研究表明，一国人均医药费用增长的 10% ～ 13% 可以归因于国民医疗保障程度的提高。

五　医疗保健体系的低效率引起的浪费

据 Berwick and Hackbarth（2012）的估计，医疗服务资源浪费占美国医疗保健总支出的 20% 以上，上述浪费包括过度医疗、各种医疗服务之间缺乏协调、医疗失误等。罗默（1961）、Fuchs（1978）指出传统医患双边市场的"医生诱导需求"等引起了过度医疗现象。发达经济体和一部分发展中国家的疾病谱发生变化，更多的人患两种或两种以上疾病，需要不同专业医疗保健人员加强协调配合，提供复合型医疗保健服务。但是医疗保健体系高度专科化发展的倾向日渐严重，不同专业医疗保健人员之间缺乏一体化的协调机制，诊疗信息不能共享，医疗保健服务缺乏连续性，导致重复检查、不必要的治疗、不重视预防而依赖较为昂贵的治疗手段（索特曼、里克、布尔玛，2010）。

六　不健康生活的人群比例提高

比如，肥胖等超重现象源于不健康的生活方式，超重人群患心血管病和糖尿病的风险高，医疗支出也比正常人群高（见表 2），在美国，超重人群占比从 1987 年的 44.9% 提高到 2001 年的 59.6%，按 2011 年不变价格计算，这一时期超重人群中的偏重、肥胖和病态肥胖三类人群的人均医药费用分别增长了 33%、40%、77%。据估计，该时期因为超重人群比例提高导致的医药费用增长占医疗保健总支出增长的比例达 12%（CBO，2008）。

表 2　美国 19 岁（含）以上人口体重分布及相应医药费用情况

	1987 年		2001 年	
	占人口比例（%）	人均医药费用（美元:2011 年价格）	占人口比例（%）	人均医药费用（美元:2011 年价格）
全体	100. 0	2352	100. 0	3166
偏瘦	3. 6	2695	1. 8	3092
正常体重	51. 6	2259	38. 6	2783
偏重	31. 4	2322	35. 8	3103
肥胖	12. 2	2655	20. 7	3737
病态肥胖	1. 3	2674	3. 1	4725

资料来源：Congressional Budget Office（2008）。

七　"鲍莫尔效应"

　　鉴于医疗保健行业属于劳动密集型或"手工艺"产业，Baumol（1995）提出当其他行业因为劳动生产率提高而引起工资上涨时，医生即使劳动生产率没有提高，工资也会上涨，上述现象称为"鲍莫尔效应"（Baumol Effect）。

未来10年上海市医药费用和基本
医疗保险基金状况测算

一 未来10年乃至30年上海市卫生费用预测

上海市已成为发达经济体,按基期美元不变价计算,2009年人均GDP已超过1.5万美元①,预计到2020年人均GDP将超过3万美元。经合组织(OECD)国家是发达经济国家的代表,未来10年乃至30年上海市医药费用和基本医疗保险基金状况,可以通过OECD国家的情况进行预测。

(一) 卫生总费用和GDP之间的关系

根据OECD公布的OECD国家1970~2010年的卫生总费用以及OECD国家GDP的相关数据②,我们可以发现OECD国家的卫生总费用同GDP之间存在明显的正相关关系。因为2010年加入的智利、爱沙尼亚、以色列和斯洛文尼亚4个国家的数据不足,因此我们选用2010年前的30个OECD国家的数据进行分析(见图1和图2)。

---

① http://stats.oecd.org/.
② OECD官方数据库:http://stats.oecd.org。

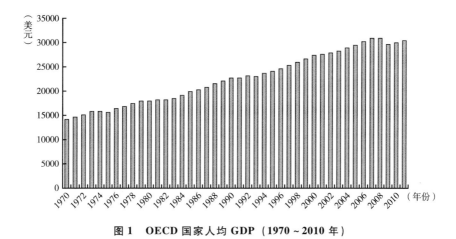

图 1　OECD 国家人均 GDP（1970～2010 年）

资料来源：Data Extracted on 01 Apr 2013 13：08 UTC（GMT）from OECD. Stat。

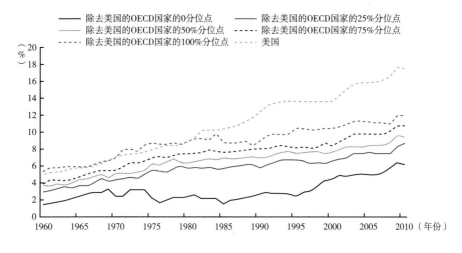

图 2　OECD 国家卫生总费用占 GDP 的比重（1960～2010 年）

图 2 为 OECD 国家 1960～2010 年卫生总费用占 GDP 的比重的分布情况。由于美国的医疗卫生服务较为发达，相比其他 OECD 国家其国内卫生总费用占 GDP 的比重较大，因此将其单独提取出来进行分析，而对其他的 OECD 国家进行综合，分别取其 0 分位点、25% 分位点、50% 分位点、75% 分位点及 100% 分位点。从图 2 中可以清楚地发现 OECD 国家的卫生

总费用占 GDP 的比重随着时间的推移有明显提高的趋势，美国表现得尤为明显。

我们对美国及 29 个 OECD 国家的卫生总费用增长同 GDP 增长之间的关系进行探究①，发现 OECD 国家（除美国）的人均卫生费用增长率平均要比该国的人均 GDP 增长率高出 1.9 个百分点②，而美国的人均卫生费用增长率平均要比人均 GDP 增长率高出 2.4 个百分点。

（二）情景分析

根据该结果，结合 2011 年《全国卫生统计年鉴》中 2009 年部分地区卫生总费用表格中上海市 2009 年人均卫生费用的数据，以及最新的《上海市统计年鉴》中人均 GDP 的数据，对上海市人均卫生费用的未来情况进行情景分析。

1. 人均卫生费用增长率同人均 GDP 增长率差值不变的情景分析

2013～2020 年，我们分别给定了人均 GDP 增长率 7%（7% 是根据 2020 年相比 2010 年人均生产总值翻一番的目标计算得到的）以及保守情况下的 6% 和 5% 三种情景。经济并不会一直快速稳定地发展，故考虑更远的未来，在 2021～2040 年，人均 GDP 的增长速度将有所下降，我们给定了人均 GDP 增长率 5%、4% 和 3% 三种情景。对设定情景进行模拟，得到表 1 和表 2 的模拟结果。

2. 人均卫生费用增长率同人均 GDP 增长率差值发生变化的情景分析

我们假设人均卫生费用增长率同人均 GDP 增长率差值不变、差值减

---

① 探究方法参考麦肯锡公司 2008 年 9 月发布的 *Health Care Costs: A Market-Based View*，Jean P. Drouin, Viktor Hediger and Nicolaus Henke。

② 在此我们取用的是 OECD 国家的人均卫生费用增长率及人均 GDP 增长率的中位数。

表1 2012～2020年上海市人均卫生费用情景模拟

单位：元

年份	情景设定（人均 GDP 增长率）		
	7%	6%	5%
2012	4768.8481	4768.8481	4768.848
2013	5193.27558	5145.5871	5097.899
2014	5655.47711	5552.08848	5449.654
2015	6158.81457	5990.70347	5825.68
2016	6706.94907	6463.96905	6227.652
2017	7303.86754	6974.6226	6657.36
2018	7953.91175	7525.61779	7116.717
2019	8661.8099	8120.1416	7607.771
2020	9432.71098	8761.63278	8132.707

表2 2021～2040年上海市人均卫生费用情景模拟

单位：元

年份	情景设定（人均 GDP 增长率）		
	5%	4%	3%
2021	10083.568	9278.56912	8531.21
2022	10779.3342	9826.00469	8949.239
2023	11523.1083	10405.739	9387.752
2024	12318.2028	11019.6776	9847.752
2025	13168.1588	11669.8385	10330.29
2026	14076.7617	12358.359	10836.48
2027	15048.0583	13087.5022	11367.46
2028	16086.3743	13859.6648	11924.47
2029	17196.3341	14677.3851	12508.77
2030	18382.8812	15543.3508	13121.7
2031	19651.3	16460.4085	13764.66
2032	21007.2397	17431.5726	14439.13
2033	22456.7392	18460.0354	15146.65
2034	24006.2542	19549.1774	15888.83
2035	25662.6857	20702.5789	16667.38
2036	27433.4111	21924.0311	17484.09
2037	29326.3164	23217.5489	18340.81
2038	31349.8323	24587.3843	19239.51
2039	33512.9707	26038.04	20182.24
2040	35825.3657	27574.2843	21171.17

少0.5个百分点及差值减少1个百分点三种情景，分别应用在2020年之前人均GDP增长率为7%、6%、5%三种情景及2020~2040年人均GDP增长率为5%、4%、3%三种情景中进行情景分析。表7-3至表7-8分别为情景模拟的结果。

表3　2012~2020年上海市人均卫生费用情景（人均GDP增速7%）模拟

单位：元

年份	情景设定：人均GDP增速为7%		
	GDP + 1.9	GDP + 1.4	GDP + 0.9
2012	4768.848	4746.953	4725.057
2013	5193.276	5145.697	5098.337
2014	5655.477	5577.935	5501.105
2015	6158.815	6046.482	5935.692
2016	6706.949	6554.386	6404.612
2017	7303.868	7104.955	6910.576
2018	7953.912	7701.771	7456.512
2019	8661.81	8348.719	8045.576
2020	9432.711	9050.012	8681.177

表4　2012~2020年上海市人均卫生费用情景（人均GDP增速6%）模拟

单位：元

年份	情景设定：人均GDP增速为6%		
	GDP + 1.9	GDP + 1.4	GDP + 0.9
2012	4725.057	4703.161	4681.266
2013	5098.337	5051.195	5004.273
2014	5501.105	5424.984	5349.568
2015	5935.692	5826.433	5718.688
2016	6404.612	6257.589	6113.278
2017	6910.576	6720.65	6535.094
2018	7456.512	7217.978	6986.016
2019	8045.576	7752.109	7468.051
2020	8681.177	8325.765	7983.346

表5　2012～2020年上海市人均卫生费用情景（人均GDP增速5%）模拟

单位：元

年份	情景设定：人均 GDP 增速为 5%		
	GDP + 1.9	GDP + 1.4	GDP + 0.9
2012	4681.266	4659.37	4637.475
2013	5004.273	4957.57	4911.086
2014	5349.568	5274.855	5200.84
2015	5718.688	5612.445	5507.69
2016	6113.278	5971.642	5832.643
2017	6535.094	6353.827	6176.769
2018	6986.016	6760.472	6541.199
2019	7468.051	7193.142	6927.129
2020	7983.346	7653.503	7335.83

表6　2021～2040年上海市人均卫生费用情景（人均GDP增速5%）模拟

单位：元

年份	情景设定：人均 GDP 增速为 5%		
	GDP + 1.9	GDP + 1.4	GDP + 0.9
2021	10083.57	9629.213	9193.366
2022	10779.33	10245.48	9735.775
2023	11523.11	10901.19	10310.19
2024	12318.2	11598.87	10918.49
2025	13168.16	12341.2	11562.68
2026	14076.76	13131.03	12244.88
2027	15048.06	13971.42	12967.32
2028	16086.37	14865.59	13732.4
2029	17196.33	15816.99	14542.61
2030	18382.88	16829.28	15400.62
2031	19651.3	17906.35	16309.26
2032	21007.24	19052.36	17271.5
2033	22456.74	20271.71	18290.52
2034	24006.25	21569.1	19369.66
2035	25662.69	22949.52	20512.47
2036	27433.41	24418.29	21722.71
2037	29326.32	25981.06	23004.35
2038	31349.83	27643.85	24361.6
2039	33512.97	29413.05	25798.94
2040	35825.37	31295.49	27321.08

表 7　2021～2040 年上海市人均卫生费用情景（人均 GDP 增速 4%）模拟

单位：元

年份	情景设定：人均 GDP 增速为 4%		
	GDP + 1.9	GDP + 1.4	GDP + 0.9
2021	9193.366	8775.356	8374.53
2022	9735.775	9249.225	8784.882
2023	10310.19	9748.684	9215.341
2024	10918.49	10275.11	9666.893
2025	11562.68	10829.97	10140.57
2026	12244.88	11414.79	10637.46
2027	12967.32	12031.19	11158.69
2028	13732.4	12680.87	11705.47
2029	14542.61	13365.64	12279.04
2030	15400.62	14087.38	12880.71
2031	16309.26	14848.1	13511.87
2032	17271.5	15649.9	14173.95
2033	18290.52	16494.99	14868.47
2034	19369.66	17385.72	15597.03
2035	20512.47	18324.55	16361.28
2036	21722.71	19314.08	17162.98
2037	23004.35	20357.04	18003.97
2038	24361.6	21456.32	18886.16
2039	25798.94	22614.96	19811.59
2040	27321.08	23836.16	20782.35

表 8　2021～2040 年上海市人均卫生费用情景（人均 GDP 增速 3%）模拟

单位：元

年份	情景设定：人均 GDP 增速为 3%		
	GDP + 1.9	GDP + 1.4	GDP + 0.9
2021	8374.53	7990.257	7621.927
2022	8784.882	8341.829	7919.182
2023	9215.341	8708.869	8228.031
2024	9666.893	9092.059	8548.924
2025	10140.57	9492.11	8882.332
2026	10637.46	9909.763	9228.743
2027	11158.69	10345.79	9588.664

续表

年份	情景设定：人均 GDP 增速为 3%		
	GDP + 1.9	GDP + 1.4	GDP + 0.9
2028	11705.47	10801.01	9962.622
2029	12279.04	11276.25	10351.16
2030	12880.71	11772.41	10754.86
2031	13511.87	12290.39	11174.3
2032	14173.95	12831.17	11610.1
2033	14868.47	13395.74	12062.89
2034	15597.03	13985.15	12533.34
2035	16361.28	14600.5	13022.14
2036	17162.98	15242.92	13530.01
2037	18003.97	15913.61	14057.68
2038	18886.16	16613.81	14605.93
2039	19811.59	17344.82	15175.56
2040	20782.35	18107.99	15767.4

（三）上海市卫生总费用情况预测：利用英国数据建模

由于英国目前的医疗模式同我国较为相似，都是以政府为主导的医疗模式，因此我们考虑将英国的数据作为建模的基础，然后在此模型的基础上对上海市的卫生总费用情况进行预测估计。

1. 时间序列数据处理及模型说明

我们选取英国 1970～2010 年人均 GDP 及人均卫生费用的数据，绘制英国人均 GDP 以及人均卫生费用的时序图。可以发现两个变量具有明显的长期趋势，但是相对于人均卫生费用，人均 GDP 的增长速度更快，两个序列呈明显的正相关关系。

为了消除异方差的影响，分别对人均 GDP 以及人均卫生费用取对数，绘制其时序图，得到图 3。

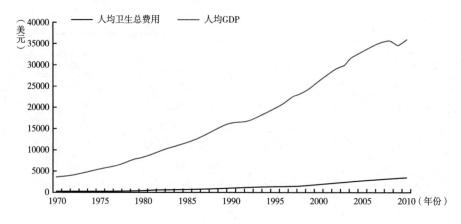

图 3　英国人均 GDP 以及人均卫生费用时序图

从图 3 中可以发现，对数人均 GDP 和对数人均卫生费用不但正相关，而且两者的长期趋势几乎一致，并且人均 GDP 是人均卫生费用的影响因素。从经济学的角度进行解释较为容易，由于经济增长，相应的卫生需求和卫生服务一并得到提高，人均卫生费用也随之增长，因此可以将对数人均卫生费用作为响应变量，将对数人均 GDP 作为自变量，建立回归模型。为了避免伪回归，在建立回归模型之前，我们首先对两组序列进行平稳性检验和协整检验（见图 4）。

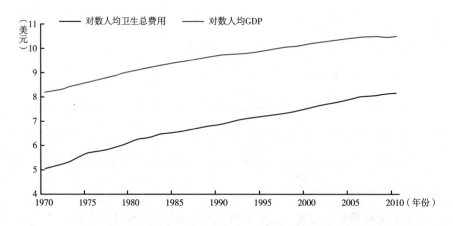

图 4　对数后的英国人均 GDP 以及对数人均卫生费用时序图

2. 平稳性检验与协整检验

从计量的角度讲，为了避免伪回归的出现，在建立模型的时候需要对序列数据进行平稳性检验。首先，我们对模型中所取的变量原始对数序列进行了 ADF 检验，发现两个变量的序列均是平稳的。

根据表 9 的结果，我们可以得到对数人均卫生费用和对数人均 GDP 均为平稳序列，其形式为单一均值。

表 9　Dickey-Fuller 单位根检验

Variable	Type	Rho	Pr < Rho	Tau	Pr < Tau
y_2	Zero Mean	0.40	0.7734	2.34	0.9944
	Single Mean	−0.93	0.8872	−3.25	0.0242
	Trend	−5.49	0.7639	−2.49	0.3301
y_1	Zero Mean	0.22	0.7278	2.05	0.9890
	Single Mean	−1.26	0.8552	−4.09	0.0026
	Trend	−1.14	0.9837	−0.75	0.9621

注：此处 y_1 为对数人均 GDP，y_2 为对数人均卫生费用。

表 10 是对两个对数序列的协整检验，可以发现上述两个序列之间存在协整关系，即对数人均卫生费用同对数人均 GDP 之间存在长期的均衡关系，因此可以建立这两个变量的线性模型。

表 10　协整检验

H0：Rank = r	H1：Rank > r	Eigenvalue	Trace	5% Critical Value	Drift in ECM	Drift in Process
0	0	0.6225	40.2062	15.34	Constant	Linear
1	1	0.0306	1.2411	3.84		

3. 建立模型

尝试不同的回归模型，根据最小 SBC 准则，选择 $y_{2,t} = ay_{1,t} +$

$by_{2,t-1} + \varepsilon_t$ 形式的回归模型效果最好，并且拟合优度 R^2 也较高，接近于 1（见表 11）。

表 11　模型选择

模型形式	AIC	SBC	R^2
$y_{2,t} = ay_{1,t} + \varepsilon_t$	－ 1.80119	－ 1.75939	0.8022
$y_{2,t} = c + ay_{1,t} + \varepsilon_t$	－ 5.29406	－ 5.21047	0.9943
$y_{2,t} = ay_{2,t-1} + \varepsilon_t$	－ 6.42017	－ 6.37795	0.9979
$y_{2,t} = c + ay_{2,t-1} + \varepsilon_t$	－ 7.0848	－ 7.00036	0.9990
$y_{2,t} = ay_{1,t} + by_{2,t-1} + \varepsilon_t$	－ 7.11124	－ 7.0268	0.9990
$y_{2,t} = c + ay_{1,t} + by_{2,t-1} + \varepsilon_t$	－ 7.06931	－ 6.94265	0.9990

我们可以得到模型最终的参数估计结果（见表 12）

表 12　模型参数估计

变量	估计值	标准差	T 统计量	P 值
$y_1(t)$	0.04991	0.00773	6.46	0.0001
$y_2(t-1)$	0.94062	0.01089	86.41	0.0001

模型参数检验的 P 值表明模型的估计参数通过显著性检验，具有统计显著性，即显著不为 0。

模型最终的表达式为：

$$y_{2,t} = 0.04991y_{1,t} + 0.94062y_{2,t-1} + \varepsilon_t$$

对模型进行方差分析，模型的 F 统计量值为 37942.6，P 值极小，说明模型参数估计整体具有统计显著性。

对模型的残差进行正态检验及 ARCH 效应检验，得到的结果如表 13 所示。

表 13 的结果表示模型拟合的残差具有正态性，且不存在 ARCH 效应，即方差不存在条件异方差，可以认为模型拟合结果较好。

表 13 残差正态性检验及 ARCH 效应检验

Variable	Durbin Watson	Normality		ARCH	
		Chi – Square	Pr > ChiSq	F Value	Pr > F
y_2	1. 60724	4. 82	0. 0896	0. 35	0. 5566

图 5 为模型拟合值与真实值的拟合结果，深色点代表真实值，浅色点代表模型拟合值，由拟合结果图可以得到模型拟合效果良好的结论。

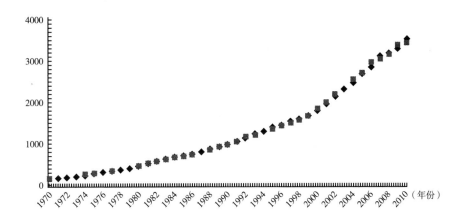

图 5 模型拟合效果

将该模型还原到原始数据，则模型表达式为：

$$人均卫生费用_t = 人均卫生费用_{t-1}^{0.88649} \times 人均\ GDP_t^{0.08947} \times e^{\varepsilon_t}$$

4. 上海市卫生费用情况预测

根据 2010 年人民币兑美元的平均汇率对上海市人均 GDP 进行美元换算，然后再根据 2010 ~ 2020 年上海市人均 GDP 年增长率为 7%，2020 ~ 2040 年上海市人均 GDP 年增长率为 3% 的假设，绘制上海市人均 GDP 的序列图，再同英国人均 GDP 序列以及除美国外的 OECD 国家的人均 GDP 的中位数序列进行比较。图 6 为三个人均 GDP 序列的折线图，可以发现预计情况中上海人均 GDP 的增长同除美国以外的 OECD 国家的人均 GDP 中位数及英国的人均 GDP 的增长情况相似，因此我们根据英国和除美国以外的 OECD 国家的人均 GDP 中位数拟合的模型来对上海市的情况进行预测。

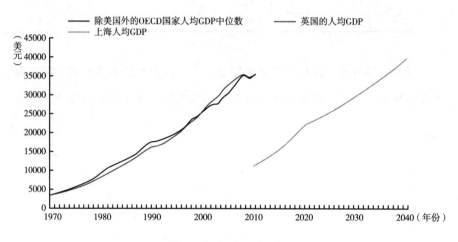

图 6　人均 GDP 序列图

根据所建立的数据，再根据上海市目前已经公布的 2012 年之前的上海市人均 GDP 及《中国卫生统计年鉴》中公布的 2009 年上海市人均卫生费用数据，给定上海市从 2012 年开始人均 GDP 增长率 7% 的假设，估计到 2020 年上海市人均卫生费用将达到 7530 元左右（见表 14）。

表 14　上海市人均卫生费用预测

单位：元

年份	人均 GDP	人均卫生费用
2009	69165	3417.76
2010	76074	3694.286
2011	82560	3991.044
2012	85000	4298.147
2013	90950	4624.139
2014	97316.5	4970.061
2015	104128.7	5337.019
2016	111417.7	5726.183

续表

年份	人均 GDP	人均卫生费用
2017	119216.9	6138.796
2018	127562.1	6576.175
2019	136491.4	7039.717
2020	146045.8	7530.903

（四）上海市卫生总费用情况预测：利用除美国外的 OECD 国家的数据建模

虽然英国的医疗模式与我国相似，但也存在众多不同之处，单用英国的数据来对上海市的人均卫生费用进行预测难免存在较大偏差。所以我们选取除美国外的 OECD 国家的平均水平来进行建模分析，然后根据上海市的情况进行预测，降低单一样本引起的偏差。

1. 时间序列数据处理及模型说明

选取除美国外的 OECD 国家 1970 ~ 2010 年的人均 GDP 及人均卫生费用的数据，选取所有国家的中位数来表示 OECD 国家的平均水平，绘制人均 GDP 以及人均卫生费用的时序图（见图 7）。可以发现两个变量具有明

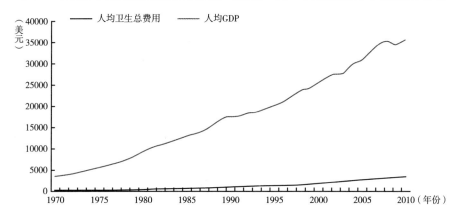

图 7　人均 GDP 以及人均卫生费用时序图

显的长期趋势，但是相对于人均卫生费用，人均 GDP 的增长速度更快，两个序列呈明显的正相关关系。

为了消除异方差的影响，分别对人均 GDP 以及人均卫生费用取对数，绘制其时序图，得到图 8。

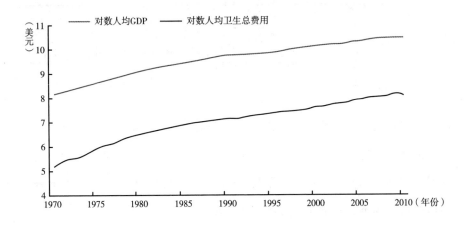

图 8　对数后的人均 GDP 以及对数人均卫生费用时序图

从图 8 中可以发现，对数人均 GDP 和对数人均卫生费用不但正相关，而且两者的长期趋势几乎一致，并且人均 GDP 是人均卫生费用的影响因素。从经济学的角度也较为容易解释，由于经济的增长，相应的卫生需求和卫生服务一并得到提高，人均卫生费用也随之增长，因此可以将对数人均卫生费用作为响应变量，将对数人均 GDP 作为自变量，建立回归模型。为了避免伪回归，在建立回归模型之前，我们首先对两组序列进行平稳性检验和协整检验（见表15）。

2. 平稳性检验与协整检验

从计量的角度讲，为了避免伪回归的出现，在建立模型的时候需要对序列数据进行平稳性检验。首先，我们对模型中所取的变量原始对数序列进行了 ADF 检验，发现两个变量的序列均是平稳的。

表 15　Dickey-Fuller 单位根检验

Variable	Type	Rho	Pr < Rho	Tau	Pr < Tau
	Zero Mean	0.35	0.7596	2.88	0.9986
y_2	Single Mean	-1.43	0.8372	-4.30	0.0014
	Trend	-4.00	0.8761	-2.98	0.1501
	Zero Mean	0.21	0.7256	2.06	0.9893
y_1	Single Mean	-1.50	0.8287	-3.68	0.0080
	Trend	-2.85	0.9370	-1.92	0.6270

* 此处 y_1 为对数人均 GDP，y_2 为对数人均卫生费用。

根据表 15 的结果，我们可以得到对数人均卫生费用和对数人均 GDP 均为平稳序列，其形式为单一均值。

表 16 是对两个对数序列的协整检验，可以发现上述两个序列之间存在一个协整关系，即对数人均卫生费用同对数人均 GDP 之间存在长期的均衡关系，因此可以建立这两个变量的线性模型。

表 16　Johansen 协整检验

Hypothesized No. of CE(s)	Eigenvalue	Trace Statistic	0.05 Critical Value	Prob.
None	0.434259	29.84939	25.87211	0.0151
At most 1	0.177783	7.634277	12.51798	0.2830

注：秩检验表明在 0.05 水平下有 1 个协整方程。

3. 建立模型

尝试不同的回归模型，根据最小 SBC 准则，选择 $y_{2,t} = ay_{1,t} + by_{2,t-1} + \varepsilon_t$ 形式[①]的回归模型效果最好，并且拟合优度 R^2 也较高，接近于 1。

我们可以得到模型最终的参数估计结果：

---

① 由于该线性模型为原始序列取对数后的线性模型，因此还原为原始数据的模型为乘法模型，存在常数项将影响模型的解释，因此同上选择一样，选取无常数项的模型。

表 17　模型选择

模型形式	AIC	SBC	R^2
$y_{2,t} = ay_{1,t} + \varepsilon_t$	− 2. 19104	− 2. 14924	0. 8381
$y_{2,t} = c + ay_{1,t} + \varepsilon_t$	− 5. 86557	− 5. 78198	0. 9961
$y_{2,t} = ay_{2,t-1} + \varepsilon_t$	− 5. 74112	− 5. 69889	0. 9948
$y_{2,t} = c + ay_{2,t-1} + \varepsilon_t$	− 6. 51011	− 6. 42567	0. 9977
$y_{2,t} = ay_{1,t} + by_{2,t-1} + \varepsilon_t$	− 6. 56505	− 6. 48061	0. 9978
$y_{2,t} = c + ay_{1,t} + by_{2,t-1} + \varepsilon_t$	− 6. 57816	− 6. 4515	0. 9980

表 18　模型参数估计

变量	估计值	标准差	T 统计量	P 值
$y_1(t)$	0. 08947	0. 01228	7. 28	0. 0001
$y_2(t-1)$	0. 88649	0. 01696	52. 26	0. 0001

模型参数检验的 P 值表明模型的估计参数均能通过显著性检验，具有统计显著性，即显著不为 0。

模型最终的表达式为：

$$y_{2,t} = 0.08947y_{1,t} + 0.88649y_{2,t-1} + \varepsilon_t$$

对模型进行方差分析，模型的 F 统计量值为 17566.6，P 值极小，说明模型参数估计整体具有统计显著性。

对模型的残差进行正态检验及 ARCH 效应检验，得到结果表 19。

表 19　残差正态性检验及 ARCH 效应检验

Variable	Durbin Watson	Normality		ARCH	
		Chi − Square	Pr > ChiSq	F Value	Pr > F
y_2	2. 04985	0. 04	0. 9811	0. 01	0. 9231

表 19 的结果表示模型拟合的残差具有正态性，且不存在 ARCH 效应，即方差不存在条件异方差，可以认为模型拟合结果较好。

图 9 为模型拟合值同真实值的拟合结果，深色点代表真实值，浅色点代表模型拟合值，由拟合结果图可以得到模型拟合效果良好的结论。

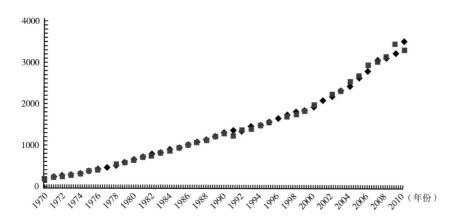

图 9　模型拟合效果

将模型还原为原始数据的表达式：

$$人均卫生费用_t = 人均卫生费用_{t-1}^{0.88649} \times 人均\ GDPt^{0.08947} \times e^{\varepsilon t}$$

4. 上海市卫生费用情况预测

根据所建立的数据，再根据上海市目前已经公布的 2012 年之前的上海市人均 GDP 及《中国卫生统计年鉴》中公布的 2009 年上海市人均卫生费用数据，给定上海市从 2012 年开始人均 GDP 增长率 7% 的假设，估计到 2020 年上海市人均卫生费用将达 7548 元左右。

表 20　上海市人均卫生费用预测

年份	人均 GDP(元)	人均卫生费用(元)
2009	69165	3417.76
2010	76074	3709.802
2011	82560	4006.809
2012	85000	4314.116

续表

年份	人均GDP(元)	人均卫生费用(元)
2013	90950	4640.297
2014	97316.5	4986.395
2015	104128.7	5353.515
2016	111417.7	5742.829
2017	119216.9	6155.581
2018	127562.1	6593.087
2019	136491.4	7056.745
2020	146045.8	7548.036

二 2011～2020 年上海市基本医疗保险
基金（统筹基金）收支预测

目前上海基本医保包括三项基本医疗保障制度，分别是城镇职工基本医疗保险、城镇居民基本医疗保险、新型农村合作医疗，基本医保的覆盖面已达到99%。鉴于上海市新型农村合作医疗没有公开数据，下面主要对城镇职工基本医疗保险基金和城镇居民基本医疗保险基金的情况进行测算。从全国情况看，新型农村合作医疗基金在三项基本医保基金中占比在10%左右，即使不纳入预测研究范围，也不影响本书结论。

（一）2011～2020 年上海市城镇职工基本医疗保险基金（统筹基金）收支预测

首先我们假定上海市城镇职工基本医疗保险基金（统筹基金）的收入增长率同上海市 GDP 增长率相一致，假定在 2011～2020 年增长率为7%。并且我们假设城镇职工基本医疗保险基金（统筹基金）的人均支出同人均卫生费用成比例。

1. 假设参保规模不变

假设在 2011～2020 年上海市城镇职工基本医疗保险的参保人数及其结构都保持不变，那么其支出的增长率同上海市人均卫生费用的增长率相同，根据 2011 年公布的上海市城镇职工基本医疗保险基金（统筹基金）的数据，我们对上海市 2011～2020 年各年的城镇职工基本医疗保险基金的情况进行预测。

首先根据麦肯锡公司预测人均卫生费用的方法来进行预测，表 21、表 22 和表 23 分别为人均卫生费用的增长率超过 GDP 增长率 1.9 个百分点、1.4 个百分点和 0.9 个百分点三种情形下的预测结果。可以发现，在人均卫生费用超过 GDP 增长率 1.9 个百分点和 1.4 个百分点的情况下，城镇职工基本医疗保险基金（统筹基金）的收支差额逐渐减少，支出的增长要快于收入的增长，每年的累积结存先增后减，而且减少的速度逐年加快。而在人均卫生费用的增长率超过 GDP 增长率 0.9 个百分点的情况下，到 2020 年为止每年的收支差额均为正值，其累积结存不断增加，但其收支差额同样逐渐减少。

表 21　上海市 2011～2020 年城镇职工基本
医疗保险基金（统筹基金）情况 1

单位：亿元

年份	收入	支出	当年收支差额	累积结存
2011	273.09	247.42	25.67	3.55
2012	292.2063	269.4404	22.76592	26.31592
2013	312.6607	293.4206	19.24016718	45.55609
2014	334.547	319.535	15.01198798	60.56808
2015	357.9653	347.9736	9.991662046	70.55974
2016	383.0229	378.9433	4.079579603	74.63932
2017	409.8345	412.6692	-2.834772003	71.80454
2018	438.5229	449.3968	-10.8739213	60.93062
2019	469.2195	489.3931	-20.1736347	40.75699
2020	502.0648	532.9491	-30.884258	9.872731

表 22　上海市 2011～2020 年城镇职工基本
医疗保险基金（统筹基金）情况 2

单位：亿元

年份	收入	支出	当年收支差额	累积结存
2011	273.09	247.42	25.67	3.55
2012	292.2063	268.2033	24.00302	27.55302
2013	312.6607	290.7324	21.92839	49.48141
2014	334.547	315.1539	19.39312	68.87452
2015	357.9653	341.6268	16.33848	85.21301
2016	383.0229	370.3234	12.6994	97.91241
2017	409.8345	401.4306	8.403832	106.3162
2018	438.5229	435.1508	3.372072	109.6883
2019	469.2195	471.7035	-2.48399	107.2043
2020	502.0648	511.3265	-9.26172	97.9426

表 23　上海市 2011～2020 年城镇职工基本
医疗保险基金（统筹基金）情况 3

单位：亿元

年份	收入	支出	当年收支差额	累积结存
2011	273.09	247.42	25.67	3.55
2012	292.2063	266.9662	25.24012	28.79012
2013	312.6607	288.0565	24.60423	53.39435
2014	334.547	310.813	23.73402	77.12837
2015	357.9653	335.3672	22.59809	99.72646
2016	383.0229	361.8612	21.16165	120.8881
2017	409.8345	390.4482	19.38621	140.2743
2018	438.5229	421.2937	17.22921	157.5035
2019	469.2195	454.5759	14.64361	172.1471
2020	502.0648	490.4873	11.57748	183.7246

　　然后分别用根据英国的数据及除去美国外的 OECD 国家的数据建立的时序模型得到的预计人均卫生费用数据来得到其增长率，然后应用于上海市城镇职工基本医疗保险基金（统筹基金）的预测，表24为根据两种模型预测得到的人均卫生费用增长率，表25为利用英国的数据建模得到的预测

情况，表 26 为利用除去美国的 OECD 国家的综合数据建模得到的预测情况。可以发现在根据 OECD 国家的数据建立的时序模型中，人均卫生费用增长率逐年递减，但平均水平保持在 7% 之上。

表 24　两种模型预测得到的人均卫生费用增长率

年份	人均卫生费用增长率	
	综合数据建模	英国的数据建模
2010	1.085448	1.080909
2011	1.080060	1.080329
2012	1.076696	1.076948
2013	1.075608	1.075845
2014	1.074585	1.074808
2015	1.073624	1.073834
2016	1.072721	1.072918
2017	1.071872	1.072057
2018	1.071075	1.071248
2019	1.070325	1.070488
2020	1.069620	1.069774

表 25　上海市 2011~2020 年城镇职工基本
医疗保险基金（统筹基金）情况 4

单位：亿元

年份	收入	支出	当年收支差额	累积结存
2011	273.09	247.42	25.67	3.55
2012	292.2063	266.4585	25.74781677	29.29782
2013	312.6607	286.668	25.99277358	55.29059
2014	334.547	308.113	26.43400473	81.7246
2015	357.9653	330.8621	27.10317186	108.8278
2016	383.0229	354.9879	28.03498484	136.8628
2017	409.8345	380.5673	29.26713498	166.1299
2018	438.5229	407.6821	30.84075855	196.9706
2019	469.2195	436.4188	32.80062704	229.7713
2020	502.0648	466.8693	35.19550084	264.9668

表 26　上海市 2011~2020 年城镇职工基本
医疗保险基金（统筹基金）情况 5

单位：亿元

年份	收入	支出	当年收支差额	累积结存
2011	273.09	247.42	25.67	3.55
2012	292.2063	266.3961	25.81017	29.36017
2013	312.6607	286.5378	26.12297	55.48314
2014	334.547	307.9093	26.63771	82.12085
2015	357.9653	330.5789	27.38637	109.5072
2016	383.0229	354.619	28.40383	137.911
2017	409.8345	380.1064	29.72808	167.6391
2018	438.5229	407.1223	31.40053	199.0397
2019	469.2195	435.7532	33.46631	232.506
2020	502.0648	466.0903	35.97453	268.4805

2. 假设参保规模增大

如果考虑到 2011~2020 年上海市城镇职工基本医疗保险的参保规模逐年增大，假设每年参保人数增加 1%，参保人员的结构保持不变，然后对上海市城镇职工基本医疗保险基金（统筹基金）的情况进行预测。

同样，首先是根据麦肯锡公司预测人均卫生费用的方法来进行预测，表 27、表 28 和表 29 分别为人均卫生费用的增长率超过 GDP 增长率 1.9 个百分点、1.4 个百分点和 0.9 个百分点三种情形下的预测结果。可以发现在这三种情况下上海市城镇职工基本医疗保险基金（统筹基金）的累积结存到 2020 年都将发生赤字。

表 27　上海市 2011~2020 年城镇职工基本
医疗保险基金（统筹基金）情况 6

单位：亿元

年份	收入	支出	当年收支差额	累积结存
2011	273.09	247.42	25.67	3.55
2012	292.2063	269.4404	22.76592	26.31592
2013	312.6607	296.3548	16.30596144	42.62188

续表

年份	收入	支出	当年收支差额	累积结存
2014	334. 547	325. 9577	8. 589334382	51. 21122
2015	357. 9653	358. 5176	- 0. 552286624	50. 65893
2016	383. 0229	394. 3299	- 11. 30703682	39. 35189
2017	409. 8345	433. 7195	- 23. 88504978	15. 46684
2018	438. 5229	477. 0437	- 38. 52087917	- 23. 054
2019	469. 2195	524. 6956	- 55. 47617818	- 78. 5302
2020	502. 0648	577. 1075	- 75. 04266339	- 153. 573

表 28　上海市 2011～2020 年城镇职工基本
医疗保险基金（统筹基金）情况 7

单位：亿元

年份	收入	支出	当年收支差额	累积结存
2011	273. 09	247. 42	25. 67	3. 55
2012	292. 2063	270. 8853	21. 32099	24. 87099
2013	312. 6607	296. 5761	16. 08467	40. 95565
2014	334. 547	324. 7034	9. 843642	50. 79929
2015	357. 9653	355. 4982	2. 467066	53. 26636
2016	383. 0229	389. 2137	- 6. 19082	47. 07554
2017	409. 8345	426. 1267	- 16. 2922	30. 7833
2018	438. 5229	466. 5405	- 28. 0177	2. 765621
2019	469. 2195	510. 7873	- 41. 5678	- 38. 8022
2020	502. 0648	559. 2303	- 57. 1655	- 95. 9677

表 29　上海市 2011～2020 年城镇职工基本
医疗保险基金（统筹基金）情况 8

单位：亿元

年份	收入	支出	当年收支差额	累积结存
2011	273. 09	247. 42	25. 67	3. 55
2012	292. 2063	269. 6358	22. 57046	26. 12046
2013	312. 6607	293. 8464	18. 8143	44. 93476
2014	334. 547	320. 2309	14. 31608	59. 25083
2015	357. 9653	348. 9845	8. 980832	68. 23166
2016	383. 0229	380. 3198	2. 703088	70. 93475
2017	409. 8345	414. 4687	- 4. 63422	66. 30053
2018	438. 5229	451. 6838	- 13. 161	53. 13957
2019	469. 2195	492. 2405	- 23. 021	30. 11853
2020	502. 0648	536. 4388	- 34. 374	- 4. 25543

然后分别用根据英国的数据及除去美国外的 OECD 国家的数据建立的时序模型得到的预计人均卫生费用数据来得到其增长率，然后应用于上海市城镇职工基本医疗保险基金（统筹基金）的预测。表 30 为利用英国的数据建模得到的预测情况，表 31 为利用除去美国的 OECD 国家的综合数据建模得到的预测情况。在采用 OECD 国家的数据建立的时序模型中，累积结存并未出现负值，但是随着时间的推移收支差额已经出现负值。

表 30　上海市 2011～2020 年城镇职工基本医疗保险基金（统筹基金）情况 9

单位：亿元

年份	收入	支出	当年收支差额	累积结存
2011	273.09	247.42	25.67	3.55
2012	292.2063	269.1231	23.08323194	26.63323
2013	312.6607	292.43	20.23074743	46.86398
2014	334.547	317.4491	17.09787308	63.96185
2015	357.9653	344.2964	13.66884342	77.6307
2016	383.0229	373.0958	9.927035941	87.55773
2017	409.8345	403.9799	5.854576341	93.41231
2018	438.5229	437.0904	1.432466372	94.84477
2019	469.2195	472.5791	− 3.35960005	91.48517
2020	502.0648	510.6081	− 8.54327923	82.9419

表 31　上海市 2011～2020 年城镇职工基本医疗保险基金（统筹基金）情况 10

单位：亿元

年份	收入	支出	当年收支差额	累积结存
2011	273.09	247.42	25.67	3.55
2012	292.2063	269.0601	23.14621	26.69621
2013	312.6607	292.2972	20.36356	47.05976
2014	334.547	317.2392	17.30775	64.36752
2015	357.9653	344.0017	13.96354	78.33106
2016	383.0229	372.7082	10.31469	88.64575
2017	409.8345	403.4906	6.343875	94.98963
2018	438.5229	436.4902	2.032621	97.02225
2019	469.2195	471.8582	− 2.63876	94.38349
2020	502.0648	509.7561	− 7.69127	86.69222

（二）2011～2020 年上海市城镇居民基本医疗保险基金收支预测

同城镇职工基本医疗保险基金一样，我们假定上海市城镇居民基本医疗保险基金的收入①的增长率同上海市 GDP 增长率相一致，都假定在 2011～2020 年增长率为 7%。并且我们假设城镇居民基本医疗保险基金的人均支出同人均卫生费用成比例。

1. 假设参保规模不变

假设在 2011～2020 年上海市城镇居民基本医疗保险的参保人数的规模及其结构都保持不变，那么其支出的增长率同上海市人均卫生费用的增长率相同，根据 2011 年公布的上海市城镇居民基本医疗保险基金的数据情况，我们对上海市 2011～2020 年的城镇居民基本医疗保险基金情况进行预测。

首先是根据麦肯锡公司预测人均卫生费用的方法来进行预测，表 32、表 33 和表 34 分别为人均卫生费用的增长率超过 GDP 增长率 1.9 个百分点、1.4 个百分点和 0.9 个百分点三种情形下的预测结果。不难发现，上海市城镇居民基本医疗保险基金的支出要远远超过收入。每年的赤字都需要政府补贴，到 2020 年，上海市城镇居民基本医疗保险基金需要政府补贴将超过 250 亿元。

表 32　上海市 2011～2020 年城镇居民基本医疗保险基金情况 1

单位：亿元

年份	收入	支出	当年收支差额	政府补贴	年末累积结存
2011	3.11	22.82	-19.71	19.81	1.24
2012	3.3277	24.85098	-21.5233		-20.2833
2013	3.560639	27.06272	-23.5021		-43.7854
2014	3.809884	29.4713	-25.6614		-69.4468

---

① 在此，我们所说的城镇居民基本医疗保险基金的收入为扣除政府补贴部分的收入。

年份	收入	支出	当年收支差额	政府补贴	年末累积结存
2015	4.076576	32.09424	-28.0177		-97.4644
2016	4.361936	34.95063	-30.5887		-128.053
2017	4.667271	38.06124	-33.394		-161.447
2018	4.99398	41.44869	-36.4547		-197.902
2019	5.343559	45.13762	-39.7941		-237.696
2020	5.717608	49.15487	-43.4373		-281.133

表 33 上海市 2011～2020 年城镇居民基本医疗保险基金情况 2

单位：亿元

年份	收入	支出	当年收支差额	政府补贴	年末累积结存
2011	3.11	22.82	-19.71	19.81	1.24
2012	3.3277	24.73688	-21.4092		-20.1692
2013	3.560639	26.81478	-23.2541		-43.4233
2014	3.809884	29.06722	-25.2573		-68.6807
2015	4.076576	31.50887	-27.4323		-96.1129
2016	4.361936	34.15561	-29.7937		-125.907
2017	4.667271	37.02468	-32.3574		-158.264
2018	4.99398	40.13475	-35.1408		-193.405
2019	5.343559	43.50607	-38.1625		-231.567
2020	5.717608	47.16058	-41.443		-273.01

表 34 上海市 2011～2020 年城镇居民基本医疗保险基金情况 3

单位：亿元

年份	收入	支出	当年收支差额	政府补贴	年末累积结存
2011	3.11	22.82	-19.71	19.81	1.24
2012	3.3277	24.62278	-21.2951		-20.0551
2013	3.560639	26.56798	-23.0073		-43.0624
2014	3.809884	28.66685	-24.857		-67.9194
2015	4.076576	30.93153	-26.855		-94.7743
2016	4.361936	33.37512	-29.0132		-123.788
2017	4.667271	36.01176	-31.3445		-155.132
2018	4.99398	38.85669	-33.8627		-188.995
2019	5.343559	41.92636	-36.5828		-225.578
2020	5.717608	45.23855	-39.5209		-265.098

然后分别用根据英国的数据及除去美国外的 OECD 国家的数据建立的时序模型得到的预计人均卫生费用数据来得到其增长率，然后应用于上海市城镇居民基本医疗保险基金的预测。表 35 为利用英国的数据建模得到的预测情况，表 36 为除去美国的 OECD 国家的综合数据建模得到的预测情况。

表 35　上海市 2011~2020 年城镇居民基本医疗保险基金情况 4

单位：亿元

年份	收入	支出	当年收支差额	政府补贴	年末累积结存
2011	3.11	22.82	- 19.71	19.81	1.24
2012	3.3277	24.57595	- 21.2483		- 20.0083
2013	3.560639	26.43991	- 22.8793		- 42.8875
2014	3.809884	28.41783	- 24.6079		- 67.4955
2015	4.076576	30.51602	- 26.4394		- 93.9349
2016	4.361936	32.74118	- 28.3792		- 122.314
2017	4.667271	35.10042	- 30.4331		- 152.747
2018	4.99398	37.60127	- 32.6073		- 185.355
2019	5.343559	40.25171	- 34.9082		- 220.263
2020	5.717608	43.06021	- 37.3426		- 257.605

表 36　上海市 2011~2020 年城镇居民基本医疗保险基金情况 5

单位：亿元

年份	收入	支出	当年收支差额	政府补贴	年末累积结存
2011	3.11	22.82	- 19.71	19.81	1.24
2012	3.3277	24.5702	- 21.2425		- 20.0025
2013	3.560639	26.4279	- 22.8673		- 42.8698
2014	3.809884	28.39904	- 24.5892		- 67.4589
2015	4.076576	30.4899	- 26.4133		- 93.8722
2016	4.361936	32.70716	- 28.3452		- 122.217
2017	4.667271	35.05791	- 30.3906		- 152.608
2018	4.99398	37.54964	- 32.5557		- 185.164
2019	5.343559	40.19031	- 34.8468		- 220.011
2020	5.717608	42.98836	- 37.2708		- 257.281

2. 假设参保规模增大

如果考虑到 2011~2020 年上海市城镇居民基本医疗保险的参保规模逐年增大，假设每年参保人数增加 1%①，参保人员的结构保持不变，然后对上海市城镇居民基本医疗保险基金情况进行预测。

同样，首先是根据麦肯锡公司预测人均卫生费用的方法来进行预测，表 37、表 38 和表 39 分别为人均卫生费用的增长率超过 GDP 增长率 1.9 个百分点、1.4 个百分点和 0.9 个百分点三种情形下的预测结果。

表 37　上海市 2011~2020 年城镇居民基本医疗保险基金情况 6

单位：亿元

年份	收入	支出	当年收支差额	政府补贴	年末累积结存
2011	3.11	22.82	−19.71	19.81	1.24
2012	3.3277	25.09949	−21.7718		−20.5318
2013	3.560639	27.60668	−24.046		−44.5778
2014	3.809884	30.36431	−26.5544		−71.1323
2015	4.076576	33.3974	−29.3208		−100.453
2016	4.361936	36.73347	−32.3715		−132.825
2017	4.667271	40.40277	−35.7355		−168.56
2018	4.99398	44.4386	−39.4446		−208.005
2019	5.343559	48.87758	−43.534		−251.539
2020	5.717608	53.75996	−48.0423		−299.581

表 38　上海市 2011~2020 年城镇居民基本医疗保险基金情况 7

单位：亿元

年份	收入	支出	当年收支差额	政府补贴	年末累积结存
2011	3.11	22.82	−19.71	19.81	1.24
2012	3.3277	24.98425	−21.6565		−20.4165
2013	3.560639	27.35375	−23.7931		−44.2097
2014	3.809884	29.94799	−26.1381		−70.3478

---

① 而非参保率增加 1%，按照假设，2020 年的参保人数将比 2011 年增加 10.46%，考虑到 2011 年基数较低，参保规模增大的假设应当是合理的。

续表

年份	收入	支出	当年收支差额	政府补贴	年末累积结存
2015	4.076576	32.78825	− 28.7117		− 99.0594
2016	4.361936	35.89789	− 31.536		− 130.595
2017	4.667271	39.30245	− 34.6352		− 165.231
2018	4.99398	43.02989	− 38.0359		− 203.266
2019	5.343559	47.11084	− 41.7673		− 245.034
2020	5.717608	51.57884	− 45.8612		− 290.895

表 39　上海市 2011～2020 年城镇居民基本医疗保险基金情况 8

单位：亿元

年份	收入	支出	当年收支差额	政府补贴	年末累积结存
2011	3.11	22.82	− 19.71	19.81	1.24
2012	3.3277	24.86901	− 21.5413		− 20.3013
2013	3.560639	27.102	− 23.5414		− 43.8427
2014	3.809884	29.53548	− 25.7256		− 69.5683
2015	4.076576	32.18748	− 28.1109		− 97.6792
2016	4.361936	35.07759	− 30.7157		− 128.395
2017	4.667271	38.22721	− 33.5599		− 161.955
2018	4.99398	41.65963	− 36.6656		− 198.62
2019	5.343559	45.40024	− 40.0567		− 238.677
2020	5.717608	49.47673	− 43.7591		− 282.436

　　然后分别用根据英国的数据及除去美国外的 OECD 国家的数据建立的时序模型得到的预计人均卫生费用数据来得到其增长率，然后应用于上海市城镇居民基本医疗保险基金的预测。表 40 为利用英国的数据建模得到的预测情况，表 41 为利用除去美国的 OECD 国家的综合数据建模得到的预测情况。

表 40　上海市 2011～2020 年城镇居民基本医疗保险基金情况 9

单位：亿元

年份	收入	支出	当年收支差额	政府补贴	年末累积结存
2011	3.11	22.82	− 19.71	19.81	1.24
2012	3.3277	24.82171	− 21.494		− 20.254
2013	3.560639	26.97135	− 23.4107		− 43.6647
2014	3.809884	29.27891	− 25.469		− 69.1338

年份	收入	支出	当年收支差额	政府补贴	年末累积结存
2015	4. 076576	31. 75509	− 27. 6785		− 96. 8123
2016	4. 361936	34. 41131	− 30. 0494		− 126. 862
2017	4. 667271	37. 2598	− 32. 5925		− 159. 454
2018	4. 99398	40. 31365	− 35. 3197		− 194. 774
2019	5. 343559	43. 58683	− 38. 2433		− 233. 017
2020	5. 717608	47. 09432	− 41. 3767		− 274. 394

表 41　上海市 2011～2020 年城镇居民基本医疗保险基金情况 10

单位：亿元

年份	收入	支出	当年收支差额	政府补贴	年末累积结存
2011	3. 11	22. 82	− 19. 71	19. 81	1. 24
2012	3. 3277	24. 81591	− 21. 4882		− 20. 2482
2013	3. 560639	26. 9591	− 23. 3985		− 43. 6467
2014	3. 809884	29. 25956	− 25. 4497		− 69. 0963
2015	4. 076576	31. 72791	− 27. 6513		− 96. 7477
2016	4. 361936	34. 37556	− 30. 0136		− 126. 761
2017	4. 667271	37. 21468	− 32. 5474		− 159. 309
2018	4. 99398	40. 25829	− 35. 2643		− 194. 573
2019	5. 343559	43. 52035	− 38. 1768		− 232. 75
2020	5. 717608	47. 01574	− 41. 2981		− 274. 048

参考文献

［1］ 安德森：《福利资本主义的三个世界》，法律出版社，2003。

［2］ 贝弗里奇：《贝弗里奇报告》，中国劳动社会保障出版社，2004。

［3］ 蔡江南：《社会主导模式：中国医改的第三条道路》，《新青年·权衡》2007 年第 2、3 期合刊。

［4］ 丁纯：《世界主要医疗保障制度模式绩效比较》，复旦大学出版社，2009。

［5］ 郭小沙：《德国医疗卫生体制改革及欧美医疗保障体制比较——对中国建立全面医疗保障体制的借鉴意义》，《德国研究》2007 年第 3 期。

［6］ 富兰德、古德曼、斯坦诺：《卫生经济学》，王健译，中国人民大学出版社，2004。

［7］ 富兰德、古德曼、斯坦诺：《卫生经济学》（第 6 版），中国人民大学出版社，2011。

［8］ 何增科：《公民社会与第三部门》，社会科学文献出版社，2000。

［9］ 何增科：《市民社会概念的历史演变》，《中国社会科学》1994 年第 5 期。

［10］ 亨德森：《健康经济学》，向运华、钟建威、季华璐译，人民邮电出

版社，2008。

[11] 哈贝马斯：《公共领域的结构转型》，曹正东译，学林出版社，1999。

[12] 胡爱平、王明叶：《管理式医疗》，高等教育出版社，2010。

[13] 顾昕：《商业健康保险在全民医保中的定位》，《经济社会体制比较》2009 年第 6 期。

[14] 吉登斯：《第三条道路——社会民主主义的复兴》，北京大学出版社，2000。

[15] 肯迪：《福利视角：思潮、意识形态及政策争论》，周薇等译，上海人民出版社，2011。

[16] 林义：《社会保险制度分析引论》，西南财经大学出版社，1977。

[17] 欧伯恩德：《卫生经济学与卫生政策》，钟诚译，山西经济出版社，2007。

[18] 索特曼、里克、布尔玛：《欧洲基本保健体制改革》，中国劳动社会保障出版社，2010。

[19] 索特曼、布赛、菲盖拉斯：《社会医疗保险体制国际比较》，中国劳动社会保障出版社，2009。

[20] 田国强：《经济机制理论：信息效率与激励机制设计》，《经济学》（季刊）2003 年第 2 期。

[21] 万晓梅、朱铭来：《健康保险原理及经营运作》，中国财政经济出版社，2005。

[22] 武留信：《健康管理概念与学科体系的中国专家初步共识》，《中华健康管理学杂志》2009 年第 3 期。

[23] 薛迪、陈洁：《管理型医疗保健与医学技术评估》，《中华医院管理杂志》1999 年第 6 期。

[24] 杨团：《医疗卫生服务体系改革的第三条道路》，《浙江学刊》2006

年第 1 期。

［25］ 杨星：《商业健康保险参与社会医疗保障体系管理和服务的国际经验与思考》，《中国保险》2009 年第 11 期。

［26］ 杨华柏：《完善我国强制保险制度的思考》，《保险研究》2006 年第 10 期。

［27］ 俞可平：《中国公民社会的兴起与治理的变迁》，《中国社会科学季刊》1999 年总第 27 期（香港），秋季号。

［28］ 赵曼、吕国营：《管办分离：医改的第三条道路》，《中国社会保障》2008 年第 7 期。

［29］ 朱铭来、陈妍、王梦雯：《美国医疗保障制度改革述评》，《保险研究》2010 年第 11 期。

［30］ 周其仁：《病有所医当问谁——医改系列评论》，北京大学出版社，2008。

［31］ 周恬弘：《浅谈美国的 DRG 给付制度》，http：//www. chinahealthreform. org／，2009 年 6 月 29 日。

［32］ 周弘：《福利国家向何处去？》，《中国社会科学》2001 年第 5 期。

［33］ 资中筠演讲实录，http：//www. sina. com. cn，2011 年 12 月 17 日。

［34］ 中国保险行业协会、中国社会科学院课题组：《中国健康保险发展报告》，中国财政经济出版社，2010。

［35］ 王勤：《新加坡医疗保障制度及其对我国的借鉴》，《经济管理》2007 年第 11 期。

［36］ 赵斌、严婵：《新加坡的医疗保障体系》，《东南亚研究》2009 年第 4 期。

［37］ 赵强：《揭秘美国医疗制度及其相关行业》，东南大学出版社，2010。

［38］ 冉永兰、张娟、王磊：《浅析荷兰医疗保险改革》，《卫生经济研

究》2010 年第 7 期。

[39] 陈竺：《全国卫生工作会新闻稿之二：三年医改取得重大进展》，卫
生部网站，2012。

[40] 朱恒鹏：《管制的内生性及其后果：以医药价格管制为例》，《世界
经济》2011 年第 7 期。

[41] 朱恒鹏：《基层医改的逻辑》，财新《新世纪》2011 年第 12 期。

[42] 余晖：《对公共产品理解有误导致改革走偏》，《中国卫生》2011 年
第 12 期。

[43] 李芃：《上海医保基金统筹部分已透支 医保总额预付困局待解》，
《21 世纪经济报道》2012 年 5 月 12 日。

[44] M. Chalmers：《马萨诸塞州医疗改革：国家的典范?》，《美世：全
球医疗和员工福利观点》2010 年第 1 期，http://cn. mercer.
com/referencecontent. htm，2010 年 5 月 11 日。

[45] K. E. Yokosawa 2011.《全科医学：一门致力于不同年龄人群的综合
健康保健的学科》，《美中医疗信息交流》2011 年第 4 期，http://
www. uschie. org/web/zh/current4。

[46] D. M. Berwick, A. D. Hackbarth（2012）："Eliminating Waste in US
Health Care," *JAMA Online*, March 14, pp. E1 – E4.

[47] CBO（2008）："Technological Change and the Growth of Health
Spending," http://www. cbo. gov/doc. cfm? index = 8947.

[48] A. C. Enthoven（1978）："Consumer-Choice Health Plan," *New England
Journal of* [50] *Medicine*, 298（23 March 1978）：650 – 658（Part 1）
and 298（30 March 1978）：709 – 720.

[49] A. C. Enthoven（1988）："Managed Competition：An Agenda for
Action," *Health Affairs*, Summer, pp. 27 – 47.

[50] A. C. Enthoven（1993a）："The History and Principles of Managed

Competition," *Health Affairs* (Supplement 1993), pp. 24 – 48.

[51] A. C. Enthoven (1993b): "Health Care Costs: A Moral and Economic Problem," *California Management Review*, Winter, pp. 134 – 150.

[52] Fuchs (1978): "The Supply of Surgeons and the Demand for Operations," *The Economics of Physician and Patient Behavior*, Vol. XIII, pp. 35 – 56. (Supplement to Journal of Human Resources, edited by Victor R. Fuchs and Joseph P. Newhouse.)

[53] C. Ham (1999): "The Third Way in Health Care Reform: Does the Emperor Have any Clothes?" *Journal of Health Services Research and Policy*, 4 (3), pp. 168 – 73.

[54] Kaiser Family Foundation (2010a): "Explaining Health Care Reform: Questions About Health Insurance Exchanges," Available at www. kff. org/healthreform/7908. cfm.

[55] Kaiser Family Foundation (2010b): "Explaining Health Care Reform: Questions About Health Insurance Subsidies," Available at www. kff. org/healthreform/.

[56] Kaiser Family Foundation (2010c): "Summary of Coverage Provisions in the Patient Protection and Affordable Care Act," Available at www. kff. org/healthreform/.

[57] Kaiser Family Foundation (2010d): "Summary of New Health Reform Law," Available at www. kff. org/healthreform/.

[58] Kaiser Family Foundation (2010e): "Medicare Advantage Factsheet," Available at www. kff. org.

[59] Kaiser Family Foundation (2010f): "Explaining Health Reform: Key Changes in the Medicare Advantage Program," Available at www.

kff. org.

[60] Kaiser Family Foundation （2012a）：“Explaining Health Care Reform Questions About Health Insurance Subsidies,” Available at www. kff. org/healthreform/.

[61] Kaiser Family Foundation （2012b）：“Heath Care Costs：A Primer Key Information on Health Care Costs and their Impact,” May, p. 25, Available at http：//www. kff. org/.

[62] Kaiser Family Foundation （2012c）：“Massachusetts Health Care Reform：Six Years Later,” Accessed May 21 . www. kff. org.

[63] Kaiser Family Foundation （2012d）：“Health Insurance Market Reforms：Rate Restrictions,” Accessed June 18 . www. kff. org.

[64] M. Lisac, Lutz Reimers, Klaus-Dirk Hanke, Sophia Schlette （2010）：“Access and Choice—Competition under the Roof of Solidarity in German Health Care：An Analysis of Health Policy Reforms since 2004,” *Health Economics, Policy and Law*, 5, pp. 31 – 52.

[65] Luft （1981）：*Health Maintenance Organizations：Dimensions of Performance*, New York：John Wiley and Sons.

[66] Manning et al （1984）：“A Controlled Trial of the Effect of a Prepaid Group Practice on Use of. Services,” *New England Journal of Medicine*, 310 （23）, pp. 1505 – 1510.

[67] Newhouse, P. Joseph （1992）：“Medical Care Costs：How Much Welfare Loss?” *Journal of Economic Perspectives*, 6 （3）, pp. 3 – 21.

[68] I. A. Odeyemi, J. Nixon （2013）：“The Role and Uptake of Private Health Insurance in Different Health Care Systems：Are there Lessons for Developing Countries?” *Clinicoecon Outcomes Res.* Mar 5, pp. 109 – 18.

[69] OECD （2004a）：“Proposal for a Taxonomy of Health Insurance：

Study on Private Health Insurance," June. www. oecd. org/.

[70] OECD (2004b): "Private health insurance in OECD countries," Available from http://www. oecd. org/dataoecd/42/6/33820355. pdf.

[71] W. D. Savedoff (2004): "Is there a case for social insurance?" *Health Policy and Planning*, 19 (3), pp. 183 – 184.

[72] Tsung-Mei Cheng (2010): "Understanding the Swiss Watch Function Of Switzerland's Health System," *Health Affairs*, 29, No. 8.

[73] U. S. Census Bureau (2009): "Income, Poverty, and Health Insurance Coverage in the United States: 2009," http://www. census. gov/hhes/www/poverty/data/incpovhlth/2009/index. html.

[74] Blue Cross Blue Shield of Massachusetts Foundation (2013a): "Health Reform in Massachusetts Expanding Access to Health Insurance Coverage: Assessing the Results. "

[75] Kaiser Family Foundation (2012c): "Massachusetts Health Care Reform: Six Years Later," Accessed May 21 . www. kff. org.

[76] Blue Cross Blue Shield of Massachusetts Foundatio (2013b): "Health Care Costs and Spending in Massachusetts: A Review of the Evidence. "

[77] Blue Cross Blue Shield of Massachusetts Foundation (2012): "Health Care Costs and Spending in Massachusetts: A Review of the Evidence. "

[78] Massachusetts AGO (2010): "Examination of Health Care Cost Trends and Cost Drivers," www. mass. gov/ago/docs/healthcare/2010 – hcctd – full. pdf.

[79] Massachusetts AGO (2011): "Examination of Health Care Cost Trends and Cost Drivers," www. mass. gov/ago/docs/healthcare/2011 – hcctd – full. pdf.

[80] Massachusetts AGO (2013): "Examination of Health Care Cost Trends

and Cost Drivers," www. mass. gov/ago/docs/healthcare/2013 – hcctd – full. pdf.

[81] John Holahan and Linda Blumberg (2009): "Massachusetts Health Reform: Solving the Long-Run Cost Problem," http://www. urban. org/publications/411820. html.

[82] L. Schang (2009): "Morbidity Based Risk Structure Compensation," *Health Policy Monitor Survey*, No. 13, Available at http://www. hpm. org/survey/de/b13/1.

[83] K. J. Arrow (1963): "Uncertainty and the Welfare Economics of Medical Care," *The American Economic Review* 53, pp. 941 – 973.

[84] Grossman (1972): "On the Concept of health capital and the Demand for Health," *Journal of Political Economy* 80, pp. 223 – 255.

[85] Milton Friedman (1957): *A Theory of the Consumption Function*. Princeton : Princeton University Press.

[86] J. P. Drouin, HedigerV. and Nicolaus Henke (2008): "Health Care Costs: A Market-Based View," *The Mckinsey Quarterly*. September.

[87] Smith, Newhouse and Freeland (2009): "Income, Insurance, and Technology: Why Does Health Spending Outpace Economic Growth?" *Health Affairs*, 28, No. 5, pp. 1276 – 1284.

[88] Newhouse, P. Joseph (1992): "Medical Care Costs: How Much Welfare Loss?" *Journal of Economic Perspectives*. 6 (3), pp. 3 – 21.

[89] Baumol, J. William (1995): *Health Care as a Handicraft Industry*. London : Office of Health Economics.

[90] CBO (2008): "Technological Change and the Growth of Health Spending," http://www. cbo. gov/doc. cfm? index = 8947.

[91] Fuchs (1978): "The Supply of Surgeons and the Demand for

Operations," *The Economics of Physician and Patient Behavior*, Vol. XIII, pp. 35 - 56. (Supplement to *Journal of Human Resources*, edited by R. Victor Fuchs and P. Joseph Newhouse.)

[92] Congressional Budget Office (2008): "Technological Change and the Growth of Health Spending," http: //www. cbo. gov/doc. cfm? index = 8947.

[93] Cutler, M. David (1995): "Technology, Health Costs, and the NIH," Paper Prepared for the National Institutes of Health Economics Roundtable on Biomedical Research, September 1995.

[94] Smith, D. Sheila, K. Stephen Heffler and S. Mark Freeland (2000): "The Impact of Technological Change on Health Care Cost Increases: An Evaluation of the Literature," Working Paper.

[95] Fuchs (1978): "The Supply of Surgeons and the Demand for Operations," The Economics of Physician and Patient Behavior, Vol. XIII, pp. 35 - 56. (Supplement to Journal of Human Resources, edited by R. Victor Fuchs and P. Joseph Newhouse.)

[96] F. Colombo (2001): "Towards More Choice in Social Protection? Individual Choice of Insurer in Basic Mandatory Health Insurance in Switzerland," OECD Labor Market and Social Policy Occasional Papers, No. 53, OECD Publishing.

[97] Maarse and Paulus (2011): "The Politics of Health-care Reform in the Netherlands since 2006," *Health Economics*, *Policy and Law*, 6, pp. 125 - 134.

[98] F. Bernadette, L. M. Annie (2012): "Health Insurance Exchanges under the Patient Protection and Affordable Care Act (ACA)," Congressional Research Service 7 - 5700. www. crs. gov. R42663.

［99］ R. Sara, L. Nancy, B. Taylor and D. Mark（2012）：" State Health Insurance Exchange Laws: The First Generation," Commonwealth Fund Pub. 1616, Vol. 19.

［100］ KFF, Kaiser Family Foundation（2012e）：" Establishing Health Insurance Exchanges: An Overview of State Efforts," Accessed November 18 . www. kff. org.

［101］ CVZ（2011）："Taking Care of Health Care ," Accessed October 18, www. cvz. nl.

［102］ Christine Eibner, Federico Girosi, C. Carter Price, Amado Cordova, S. Peter Hussey, Alice Beckman, A. Elizabeth McGlynn（2010）："Establishing State Health Insurance Exchanges," RAND Corporation, www. rand. org/health.

［103］ RIVM（2010）：" Dutch Health Care Performance Report 2010," National Institute for Public Health and the Environment, www. gezondheidszorgbalans. nl/object. . . /o10298_ dhCPR2010. pdf.

［104］ Schut and Van de Ven（2011）："Effects of Purchaser Competition in the Dutch Health Care System: Is the Glass Half Full or Half Empty?" *Health Economics, Policy and Law*, 6（1）, pp. 109 – 123.

［105］ H. Maarse（2011）："Dutch Health Reform at a Crossroads," Accessed Jun 7. http: //healthcarecostmonitor. thehastingscenter. org/.

［106］ Van de Ven and Schut（2008）："Universal Mandatory Health Insurance in The Netherlands: A Model for The United States? " *Health Affairs*, 27, No. 3.

图书在版编目（CIP）数据

医药卫生体制改革与上海健康保险交易所设立构想/
阎建军等著.—北京：社会科学文献出版社，2015.5
（基地报告）
ISBN 978 - 7 - 5097 - 7389 - 5

Ⅰ.①医…　Ⅱ.①阎…　Ⅲ.①医疗保健制度 - 体制
改革 - 研究 - 上海市　Ⅳ.①R199.2

中国版本图书馆 CIP 数据核字（2015）第 076133 号

· 基地报告 ·

医药卫生体制改革与上海健康保险交易所设立构想

著　　者 / 阎建军 等

出 版 人 / 谢寿光
项目统筹 / 恽　薇　陈　欣
责任编辑 / 颜林柯

出　　版 / 社会科学文献出版社·经济与管理出版分社 （010）59367226
　　　　　 地址：北京市北三环中路甲 29 号院华龙大厦　邮编：100029
　　　　　 网址：www.ssap.com.cn
发　　行 / 市场营销中心 （010）59367081　59367090
　　　　　 读者服务中心 （010）59367028
印　　装 / 三河市尚艺印装有限公司

规　　格 / 开　本：787mm × 1092mm　1/16
　　　　　 印　张：14　字　数：179 千字
版　　次 / 2015 年 5 月第 1 版　2015 年 5 月第 1 次印刷
书　　号 / ISBN 978 - 7 - 5097 - 7389 - 5
定　　价 / 69.00 元